Tina Stümpfig-Rüdisser

# Lebensquell Jin Shin Jyutsu



Verlag Via Nova

Tina Stümpfig-Rüdisser

# Lebensquell Jin Shin Jyutsu

## Ein Gesundheitsprogramm für mehr Wohlbefinden und Vitalität

vianova
Verlag Via Nova

**Hinweis für unsere Leser:**

Das vorliegende Buch ist sorgfältig erarbeitet worden. Dennoch erfolgen alle Angaben ohne Gewähr. Weder Autorin noch Verlag können für eventuelle Schäden, die aus den im Buch gegebenen praktischen Hinweisen resultieren, eine Haftung übernehmen.

1. Auflage 2010

**Verlag Via Nova, Alte Landstr. 12, 36100 Petersberg**

Telefon: (06 61) 6 29 73

Fax: (06 61) 96 79 560

E-Mail: info@verlag-vianova.de

Internet: www.verlag-vianova.de / www.transpersonale.de

Umschlaggestaltung: Guter Punkt, München

Satz: Sebastian Carl

Druck und Verarbeitung: Fuldaer Verlagsanstalt, 36037 Fulda



ISBN 978-3-86616-177-1

„Wir brauchen niemals Müdigkeit zu kennen. Energie kann nie ermüden. Unser persönliches Ungleichgewicht ist es, das Müdigkeit erzeugt.“

Mary Burmeister

# Inhalt

# Vorwort

*„Die Wahrheit ist, dass in jedem von uns die Macht liegt, alles Leid abzulegen und völligen Frieden und Einheit zu erleben – diese wundervolle Schöpfung der perfekten Harmonie zu sein – mich selbst zu erkennen."*

Mary Burmeister

Jin Shin Jyutsu (wörtlich übersetzt: die Kunst des Schöpfers durch den mitfühlenden Menschen) ist eine mehrere tausend Jahre alte Kunst zur Harmonisierung der Lebensenergie im Körper, eine Verbindung von spiritueller Lehre und praktischer Geist-Seele-Körper-Arbeit.

Mit diesem Buch halten Sie ein wunderbares Werkzeug in der Hand, positiv und heilend auf ihr ganzes Wesen und Sein einzuwirken: auf Körper, Geist und Seele.

Gerade, wenn man älter wird, ist es wichtig, gut für sich zu sorgen, sich selbst zu stärken und zu harmonisieren, da sich jetzt einfach schneller die Resultate ungesunder Gewohnheiten in körperlichen und auch emotionalen Symptomen manifestieren.

Älter werden muss nicht heißen kränker werden. Im Gegenteil, älter werden kann auch heißen, gelassener und freudvoller, harmonischer zu werden. Und dieses Buch ist Ihnen dafür eine wertvolle Hilfe.

Jin Shin Jyutsu, im Sprachgebrauch einfachheitshalber auch „Strömen" genannt, ist eine einfache, für jeden sofort anwendbare Möglichkeit, die Lebensenergie im Körper wieder ins Gleichgewicht zu bringen und so Gesundheit und Wohlbefinden zu fördern.

Indem Sie ihre Hände auf bestimmte Stellen, Energiepunkte des Körpers legen oder einfach Ihre Finger halten, können Sie sich selbst geistig, seelisch und körperlich so harmonisieren, dass Sie wieder zurück in den natürlichen Zustand der Freude, der Gesundheit und der Gelassenheit finden.

Jin Shin Jyutsu ist eine wertvolle Ergänzung zu herkömmlichen Heilmethoden, da es eine tiefe Entspannung bewirkt, die Auswirkung von Stress vermindert und die Selbstheilungskräfte anregt.

Damit Sie diese wunderbare Methode ganz einfach und sofort anwenden können, ist das Buch so strukturiert, dass jeder gleich beginnen kann, ohne Vorkenntnis.

Nach einer kurzen Einführung in die Philosophie des Jin Shin Jyutsu zeige ich Ihnen ein paar einfache Möglichkeiten auf, wie Sie Ihre „Lebensbatterie" regelmäßig aufladen können. Dann folgt eine alphabetische Auflistung verschiedener Symptome – unterteilt in emotionale und körperliche.

Mit Hilfe von Erklärungen und Fotos lernen Sie verschiedene Möglichkeiten kennen, sich selbst in Harmonie zu bringen und zur Heilung von Körper, Seele und Gefühlen beizutragen.

Jin Shin Jyutsu heißt lernen, sich zu erinnern, das wieder zu entdecken, was wir alle in uns haben: die Schlüssel zur vollkommenen Harmonisierung, zu Freude, Liebe, Gesundheit und Wohlstand.

# Die Kunst des Jin Shin Jyutsu – Wiederentdeckung eines alten Wissens

Jin Shin Jyutsu – im Sprachgebrauch auch „Strömen“ genannt – ist eine mehrere tausend Jahre alte Kunst zur Harmonisierung der Lebensenergie im Körper.

Indem Sie Ihre Hände auf bestimmte Punkte am Körper legen, bringen Sie sich wieder in Harmonie und aktivieren Ihre Selbstheilungskräfte.

Jin Shin Jyutsu ist ein uraltes Wissen, das jeder von uns bereits in sich trägt: Beim Nachdenken stützen wir unseren Kopf mit den Händen und aktivieren damit intuitiv unsere Gehirnströme. Wenn wir die Arme verschränken, stärken wir unsere innere Autorität. Wenn wir betroffen sind, legen wir die Hand auf das Brustbein usw. Das heißt, oft legen wir automatisch unsere Hände auf bestimmte Punkte am Körper und harmonisieren uns dadurch selbst.

Jin Shin Jyutsu ist ein angeborenes Wissen, das in uns schlummert – wir müssen es nur wieder neu entdecken, uns er-innern.

Der Japaner Jiro Murai hat, nachdem er von einer lebensbedrohenden Krankheit Heilung erfahren hatte, dieses alte Wissen Anfang des 20. Jahrhunderts wieder entdeckt und neu belebt.

Jiro Murai wurde 1886 in Japan, in Taishoomura (heute Karga City), geboren. Er stammte aus einer Arztfamilie, wollte aber diesen Beruf nicht ausüben, sondern ging an die Technische Universität, um Seidenraupenzucht zu studieren. Aber im Grunde interessierte er sich nicht wirklich dafür. Er wollte das „wahre Leben“ spüren, wie er sagte. Mit wahrem Leben meinte er verrückte Dinge zu tun, vieles auszuprobieren, Extremsituationen zu erleben. Zum Beispiel probierte er aus, wie sein Körper reagiert, wenn er drei Wochen lang nur Reis aß oder nur Fisch. Zusammen mit seinen Freunden veranstaltete er wilde Saufgelage und Wettessen. Doch mit der Zeit hielt sein Körper diese ungesunde Lebensweise nicht mehr aus, und Jiro Murai wurde schwer krank. Es kam so weit, dass kein Arzt ihm mehr helfen konnte, und alle rechneten mit seinem baldigen Tod. Zu dieser Zeit war der Mann erst 26 Jahre alt.

Jiro Murai ließ sich, krank wie er war, von seiner Familie zu einer einsamen Hütte in den Bergen bringen. Dort wollte er alleine sterben. Er bat seine Familie, in acht Tagen wiederzukommen, um nach ihm zu sehen.

Jiro Murai war extrem geschwächt. Doch er betete und meditierte. Von Buddha – Statuen kannte er verschiedene Fingerhaltungen, die er auch anwandte. So verging die Zeit und er fühlte sich immer schwächer und schwächer. Es war, als würde das Leben langsam ganz aus ihm weichen. Sein Körper wurde kälter.

Dann aber plötzlich, am siebten Tag, fühlte er eine große Hitze in sich aufsteigen, als würde ein brennendes Feuer seinen Körper durchströmen. Er spürte einen tiefen inneren Frieden und dann Freude und Dankbarkeit. Er wusste, er war geheilt.

Ihm war klar, dass seine Heilung mit den Meditationen, Gebeten und Fingerhaltungen etwas zu tun hatte, und nun krempelte er sein Leben völlig um. Er schwor sich, dieses Geheimnis zu erforschen und es an die Menschen weiterzugeben.

Jiro Murai studierte die alten Schriften, bekam auch die Erlaubnis, in den kaiserlichen Archiven und dem Tempel von Ise (oberster Schrein des Shintoismus, dem früheren Staatskult Japans) zu forschen, wo er auf das japanische Weisheitsbuch „Kojiki“ stieß, das Buch der alten Dinge, aus dem er viele Erkenntnisse gewann. Und er sammelte eigene Erfahrungen. Er zog sich regelmäßig in die Berge zurück, ging in die Stille und spürte nach innen. Er fühlte immer mehr die verborgenen Kräfte, die im Menschen wirken. Er spürte Energieströme durch seinen Körper fließen und entdeckte Punkte an seinem Körper, die eine sehr hohe Energie aufwiesen. Beim Halten dieser Punkte spürte er, wie ein bisher ungekannter tiefer Friede, Harmonie und Freude ihn durchströmten. Aus diesen Erfahrungen, zusammen mit den alten Lehren, entwickelte Jiro Murai eine Lebenskunst, die er zuerst **„Die Kunst des Glücklichseins“** nannte, da sie Freude in das Leben der Menschen brachte. Nach weiteren Jahren der Forschung beobachtete er, dass diese Kunst die Lebensqualität der Menschen bis ins hohe Alter verbesserte und Leiden linderte. So nannte er sie **„Die Kunst der Langlebigkeit“** – und wieder später **„Die Kunst der Güte“**.

Als er feststellte, wie umfassend diese Heilmethode auf Körper, Geist und Seele wirkt, gab er ihr den Namen „Jin Shin Jyutsu“. Was wörtlich übersetzt heißt: **„Die Kunst des Schöpfers durch den mitfühlenden Menschen.“**

**Jin**: WISSENDER, mitfühlender Mensch

**Shin**: Schöpfer

**Jyutsu**: Kunst

Die Kunst des Schöpfers durch den mitfühlenden Menschen.

Die Kunst des Schöpfers für MICH persönlich.

Die Kunst, mich selbst kennen – mir helfen zu lernen.

Jiro Murai gab sein Wissen an seine treue Schülerin Mary Burmeister weiter. Sie war halb Japanerin und halb Amerikanerin und brachte schließlich die Kunst des Jin Shin Jyutsu in die USA, von dort verbreitete es sich im Laufe der Jahre über die ganze Welt.

Gesundheit und Wohlbefinden hängen von der freien und gleichmäßigen Verteilung der Lebensenergie überall im Körper ab.

Jin Shin Jyutsu bringt Ausgeglichenheit in das Energiesystem unseres Körpers, harmonisiert unsere Gedanken, unsere Einstellungen, unsere Emotionen, fördert dadurch Gesundheit und Wohlbefinden und stärkt die jedem von uns innewohnende Selbstheilungskraft.

Jin Shin Jyutsu arbeitet mit sechsundzwanzig „Sicherheits"- Energieschlössern, Punkte am Körper, die sich innerhalb der Energiebahnen befinden, die Leben in unseren Körper bringen. Werden eine oder mehrere dieser Bahnen blockiert, wird der Energiefluss in der betreffenden Zone unterbrochen und letztlich das gesamte Energieströmungsmuster durcheinandergebracht. Dann entstehen Disharmonie und Krankheit.

**Indem wir die Hände auf bestimmte Energieschlösser/Punkte legen, können wir uns seelisch, körperlich und geistig ausbalancieren.**

Jin Shin Jyutsu kann unser Bewusstsein erweitern und Freude und Vitalität in unser Leben bringen.

Jin Shin Jyutsu bringt Harmonie in Körper, Geist und Seele zurück. Ebenso offenbart es einen Weg, „mich selbst kennen zu lernen, mir selbst helfen zu lernen", wie Mary Burmeister es in ihren eigenen Worten ausdrückt.

„Durch Jin Shin Jyutsu werden wir uns der Tatsache bewusst, dass wir alles, was wir zu Harmonie und Gleichgewicht (d.h. Einklang mit dem Universum) in Körper, Geist, Seele, Gefühlen und Verdauung brauchen, SELBST besitzen. Dieses Bewusstsein lässt ein Gefühl vollkommenen inneren Friedens, von Gleichmut, Sicherheit und Einheit aufkommen, das mir nichts und niemand nehmen kann. Unsere Ängste, Grundlagen aller Disharmonie, lösen sich eine nach der anderen auf, alle unnötigen Bürden fallen von unseren Schultern ab und machen völliger innerer und äußerer Harmonie Platz. Unser tägliches LEBEN lässt Gefühlen des Wetteiferns und Vergleichens keinen Raum. Nur der gegenwärtige Zustand des SEINS besteht, der unsere „Vergangenheit" schon mit einschließt und der Grundstein unserer „Zukunft" ist." (Mary Burmeister)

# Unsere Hände als Starthilfekabel

Beim Jin Shin Jyutsu legen wir die Hände so lange auf bestimmte Punkte am Körper, bis die Lebensenergie wieder ungehindert zu fließen beginnt. Wir geben uns selbst sozusagen Starthilfe, laden unsere Energiebatterien wieder auf. Das kann man sogar selbst spüren, wie eine Art Kribbeln, ein inneres Strömen. Deshalb nennt man im Sprachgebrauch Jin Shin Jyutsu einfachheitshalber auch „Strömen".

Wir lassen unsere Hände so lange auf den jeweiligen Punkten liegen, bis wir dieses „Kribbeln" oder „Strömen" spüren.

Das ist ein Zeichen, dass die Lebensenergie wieder freier durch uns fließt.

Wenn Sie anfangs das Pulsieren nicht spüren, gibt es eine kleine Richtschnur:

◊ beim Fingerhalten: 1 bis 3 Minuten pro Finger

◊ beim Finger – Zehen – Strom: 1 bis 3 Minuten pro Griff

◊ beim Zentralstrom: 1 bis 3 Minuten pro Griff

◊ bei den in emotionalen und körperlichen Symptomen beschriebenen Griffen: 5 bis 15 Minuten pro Seite

**Wichtig ist: Es gibt kein Richtig oder Falsch.**
Sie können nichts falsch machen. Sie TUN oder SIND einfach.

Entspannen Sie sich, Sie brauchen nichts zu erzwingen. Wichtig ist eine bequeme Stellung, ob Sie dabei sitzen oder liegen, spielt keine Rolle. Machen Sie es so, wie es für Sie am gemütlichsten ist.

Wenn Sie sich unwohl fühlen oder bestimmte Griffe zu unbequem sind, entspannen Sie sich einfach und halten Sie den zum jeweiligen Symptom zugeordneten Finger.

# Ihr regelmäßiges „Batterie – Aufladen"

## 1. Die 36 bewussten Atemzüge

### Belastendes loslassen und Freude empfangen!

Dies ist eine ganz einfache Übung, die Sie täglich anwenden können, die Ihnen hilft, zu entspannen und wieder ins Gleichgewicht zu kommen.

◊ Setzen Sie sich bequem und aufrecht hin und geben Sie sich selbst eine große Umarmung: Legen Sie die Hände unter die Achseln, die Daumen zeigen nach oben.

◊ Lassen Sie Ihre Schultern fallen und entspannen Sie sich.

◊ Neigen Sie den Kopf leicht nach vorne, so dass Sie sein Gewicht nicht spüren.

◊ Schließen Sie die Augen und richten Sie Ihre Aufmerksamkeit nach innen.

◊ Atmen Sie einmal tief ein – und wieder aus.

◊ Und nun atmen Sie 36 Atemzüge, wobei Sie das Ausatmen zählen: Einatmen – 1 – Ausatmen. Einatmen – 2 – Ausatmen. Das geht so weiter bis 36.

◊ Sie brauchen sich um nichts zu bemühen. Seien Sie einfach das Fallenlassen Ihrer Schultern und lassen Sie Entspannung geschehen. Lassen Sie sich einfach atmen vom Leben, ein und aus, ein und aus …

◊ Lassen Sie im Ausatmen alles los, was Sie belastet, allen „Staub, Schmutz und schmierigen Dreck", wie Mary Burmeister es recht bildlich ausdrückt. Im Einatmen seien Sie einfach ganz im Hier und Jetzt, nehmen Sie den Moment wahr und empfangen Sie den Atem.

◊ Wenn störende Gedanken kommen, schenken Sie Ihnen keine Aufmerksamkeit, sondern lassen Sie Ihren Fokus auf dem Atem.

◊ „Der Atem harmonisiert unsere Gedanken, unsere Gefühle und den Körper. Er reguliert die Verdauung und macht uns ausgeglichen. Es ist der Atem, durch den Geist, Seele und Körper miteinander verbunden werden." (Waltraud Riegger-Krause)

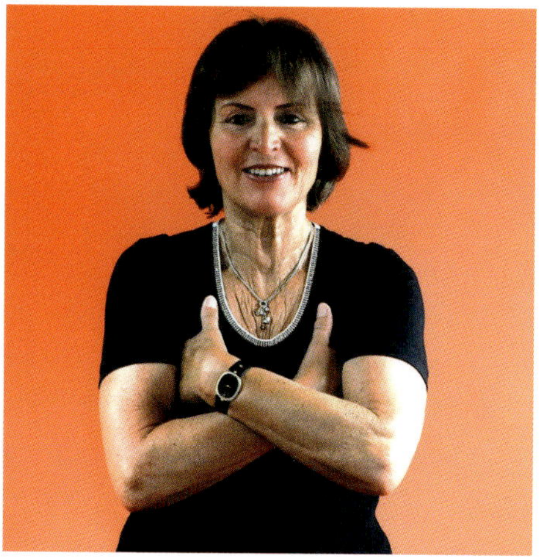

Lassen Sie Ihre Einstellung **Dankbarkeit** sein, für jeden Atemzug (das Leben atmet durch uns).

*„Unser Einatem ist der Ausatem des Universums, und unser Ausatem ist der Einatem des Universums."* (Mary Burmeister)

# 2. Die Bedeutung der Finger

In jedem unserer Finger beginnen und enden mehrere Energieströme, die mit dem gesamten übrigen Körper verbunden sind.

Das Halten der Finger beeinflusst Denken und Bewusstsein, harmonisiert geistige und körperliche Ermüdung und trägt so zur Heilung bei.

Jeder Finger steht auch für eine bestimmte Einstellung.

Einstellungen sind Gefühls- und Gedankenmuster, die sich uns durch ständige Wiederholung eingeprägt haben.

Es gibt 5 grundlegende Einstellungen: Sorge, Angst, Wut, Trauer und Bemühung. Alle Einstellungen entstehen aus Angst. Mary Burmeister sagte: „Angst sind falsche Beweise, die wahr erscheinen."

**Angst** ist die größte Blockade im Energiefluss.

Da jeder Finger für eine bestimmte Einstellung oder Emotion steht, können wir durch Halten der Finger unsere Einstellungen harmonisieren:

Der **Daumen** harmonisiert die Einstellung Sorge – aus Sorge entstehen Vertrauen und innere Gewissheit.

Der **Zeigefinger** harmonisiert die Einstellung Angst – aus Angst entstehen Liebe und Geborgenheit.

Der **Mittelfinger** harmonisiert die Einstellung Wut – aus Wut werden nun Verständnis und innerer Friede.

Der **Ringfinger** harmonisiert die Einstellung Trauer – aus Trauer werden Akzeptanz und innere Freude.

Der **kleine Finger** harmonisiert die Einstellung Bemühung; je mehr wir uns bemühen, umso weniger erfolgreich sind wir. Aus Bemühung werden Leichtigkeit, Mühelosigkeit und Geduld.

**Fingerhalten** ist eine ganz einfache und unglaublich kraftvolle Möglichkeit der Selbsthilfe. Jeder Teil des Fingers hat eine Wirkung auf Funktionen im Gehirn. Jeder Finger ist mit bestimmten Energiebahnen verbunden und steht dadurch in direkter Beziehung zu unseren Organen und zu den verschiedenen Körperfunktionen. **Wenn wir die Finger halten, aktivieren wir unser Gehirn und bringen den ganzen Körper in Harmonie.**

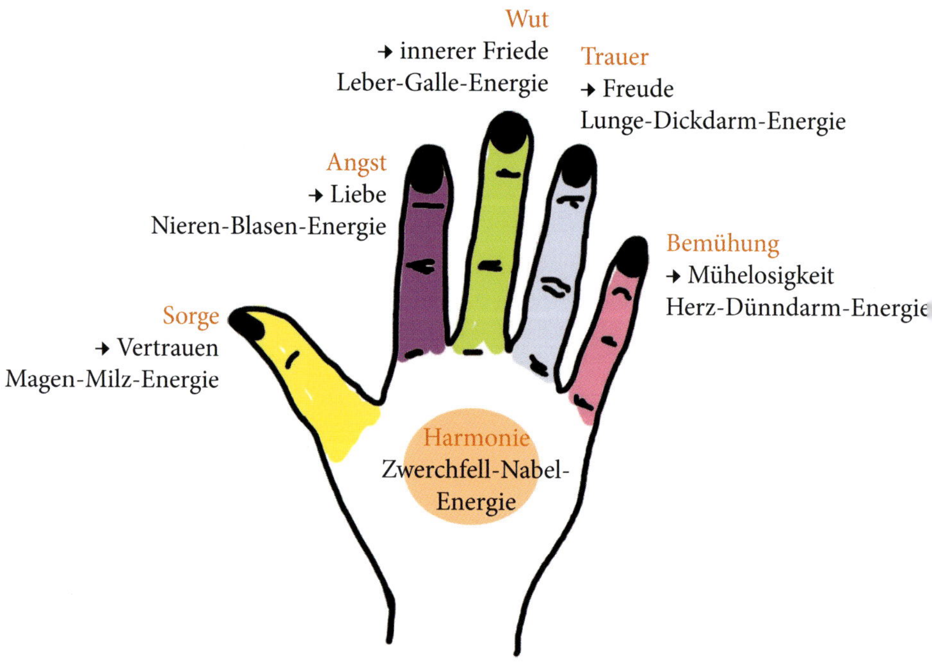


Halten Sie jeden Finger so lange, bis Sie ein rhythmisches Pulsieren oder Strömen spüren, das dauert im Schnitt 2 bis 10 Minuten. Schauen Sie einfach, wie es sich für Sie gut anfühlt.

Finger halten können Sie überall, wo Sie die Hände freihaben. Im Sitzen, Im Stehen, im Liegen, während Sie sich mit Bekannten unterhalten, während Sie an der Kasse anstehen usw.

Sie werden sehen, wie sich vieles in Ihrem Leben zum Positiven ändert, wenn Sie das Fingerhalten in Ihren Alltag einbauen.

Sie können der Reihe nach alle Finger halten, beginnend beim Daumen, erst die Finger der einen Hand (es spielt keine Rolle, ob Sie mit der rechten oder linken Hand beginnen), dann die Finger der anderen Hand.

Oder Sie halten einfach den Finger, der Sie am meisten anzieht.

Oder Sie halten den Finger, der bei dem jeweiligen Symptom steht, das sie nachschlagen.

## Weitere Zusammenhänge zwischen den Fingern und körperlichen und psychischen Symptomen:

## DAUMEN HALTEN:

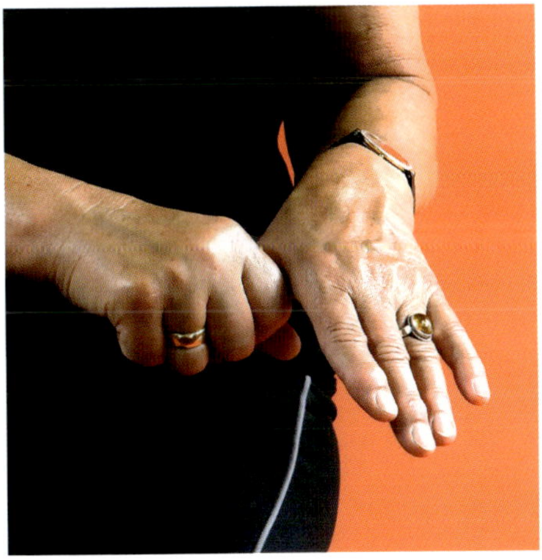

**Einstellung:** **Sorge** **Magen-Milz-Energie**

- ◊ klärt und harmonisiert von Kopf bis Fuß
- ◊ hilft mir, wenn ich geliebt werden möchte
- ◊ hilft mir, meine Liebesfähigkeit zu entwickeln, mich selbst und andere zu lieben

- ◊ bei Minderwertigkeitskomplexen
- ◊ bringt das Denken ins Gleichgewicht (für Menschen, die zu viel denken)
- ◊ „Scheibenwischer für den Kopf"
- ◊ für geistige und emotionale Klarheit
- ◊ wenn ich nicht gut Grenzen ziehen kann
- ◊ bei Mangeldenken, bei Gier, Neid, Angst, zu kurz zu kommen, Angst, nicht genug geliebt zu werden
- ◊ bei Alpträumen und Träumen allgemein
- ◊ für sehr schweigsame Menschen, Menschen, die gar nicht reden
- ◊ für Menschen, die viel reden
- ◊ bei allem, was mit Nase, Mund, Ohren, Kiefergelenk, Zähnen, Zahnfleisch zu tun hat
- ◊ um die Süße aus dem Körper zu nehmen (wenn man viel Süßes isst)
- ◊ die Haut bekommt einen anderen Glanz
- ◊ glättet die Haut, nimmt die Falten aus dem Gesicht
- ◊ bei allem, was mit der Hautoberfläche zu tun hat
- ◊ bei allem, was mit Verdauung zu tun hat
- ◊ wenn ich etwas nicht schlucken kann oder will
- ◊ bei allem, was mit dem Bauch zu tun hat
- ◊ bei Haarausfall
- ◊ für den Hormonhaushalt
- ◊ bei Schlafstörungen

## ZEIGEFINGER HALTEN:

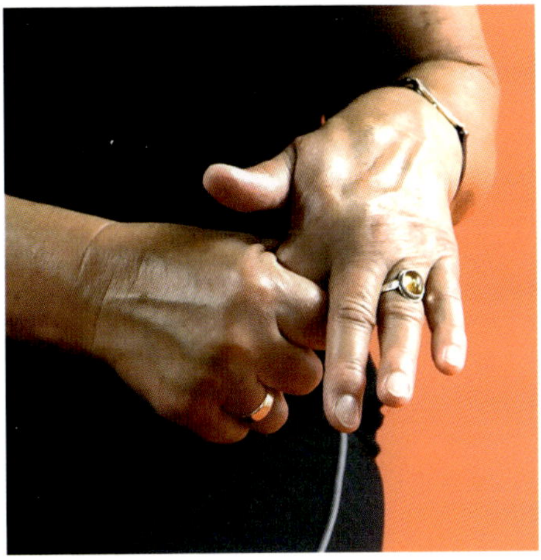

**Einstellung:** **Angst** **Nieren-Blasen-Energie**

◊ hilft mir, immer wieder ins Gleichgewicht zu kommen, macht den Rücken frei

◊ hilft, Ängste abzubauen

◊ bei Angst, nicht gut genug zu sein, nicht genug zu haben

◊ nimmt den Schmerz aus dem Körper (Schmerz = festgehaltene Angst)

◊ wenn ich zu sehr in der Vergangenheit oder Zukunft lebe

◊ wenn ich mit der Vergangenheit gar nichts zu tun haben will

◊ bei Schuldzuweisung, wenn ich schnell eine Ausrede finde

◊ bei Arroganz

◊ macht den Kopf frei und den Rücken

◊ bei Beschwerden und Druck im Kopf, oben auf dem Kopf, im Nacken

◊ bei Spannungen in Rücken, Hüfte, Oberschenkel, Knie, Wade

◊ für Hals, Nacken, Rücken

◊ hilft den Muskeln

◊ bei Ängsten und Unsicherheiten, Depression und Süchten

◊ fördert den Lebenswillen

◊ bei allem, was mit Gefäßwänden zu tun hat (z.B. Verhärtungen von Arterien- und Venenwänden)

## MITTELFINGER HALTEN:

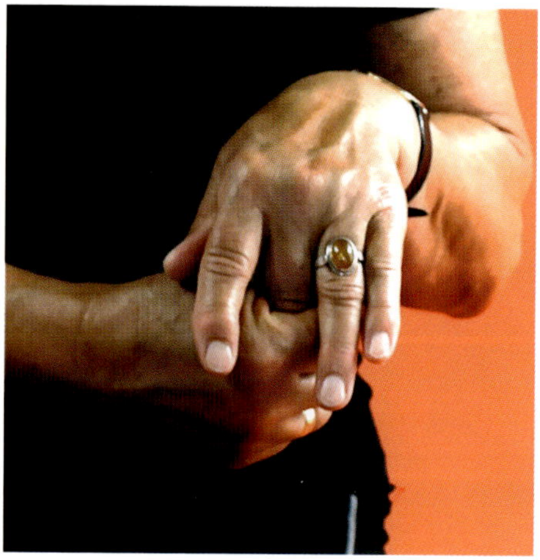

**Einstellung:** **Wut, Ärger** **Leber-Galle-Energie**

◊ bringt tiefes Vertrauen und klares Sehen

◊ bringt Erneuerung auf allen Ebenen

◊ bei Besserwissern, „ja, aber“, „Rumpelstilzchen“

◊ bei Machtspielen

◊ harmonisiert das Denken

◊ wenn ich mich selbst nicht liebe

◊ wenn ich mich und andere immer kontrolliere

◊ gibt mir den Mut und die Kraft zum Weitermachen

◊ wenn ich leicht gereizt, schnell genervt bin

◊ für Hüfte, Becken, Iliosakralgelenk, Brustkorb, Rücken

◊ bei allem, was mit den Gelenken zu tun hat

◊ für Workaholics

## RINGFINGER HALTEN:

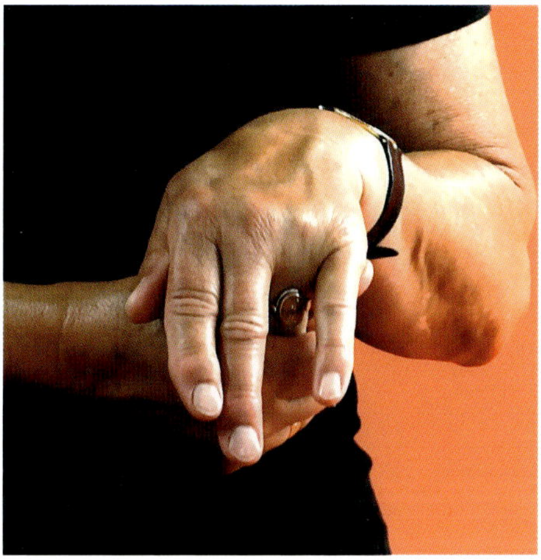

**Einstellung:** **Trauer, Traurigkeit** **Lunge-Dickdarm-Energie**

◊ hilft loszulassen auf allen Ebenen

◊ hilft, klar zu denken

◊ bringt Lebenskraft und Weisheit

◊ wenn ich viel vergleiche

◊ wenn ich etwas festhalten will

◊ entspannt Verstand und Nerven

◊ bei Selbstmitleid

◊ wenn ich ständig traurig bin

◊ bei Schuldgefühlen

◊ wenn mir die Luft wegbleibt (auch, wenn ich nicht weiß, wie ich reagieren soll)

◊ für Menschen mit ganz leiser Stimme

◊ bei ständigem Jammern
◊ wenn ich leicht verletzt bin, extrem empfindlich bin
◊ bei negativem Denken
◊ hilft mir, vergeben zu können
◊ bei allem, was mit der Lunge zu tun hat
◊ bei allem, was mit den Armen zu tun hat
◊ bei allem, was mit der Stimme zu tun hat
◊ bei Husten, Stauungen im Brustkorb
◊ wenn ich meinen Körper nicht annehmen kann
◊ wenn etwas nicht dem Alter gemäß ist (z.B. Stimme)
◊ bei allem, was mir unter die Haut geht (Stiche, Sticheleien...)

## KLEINEN FINGER HALTEN:

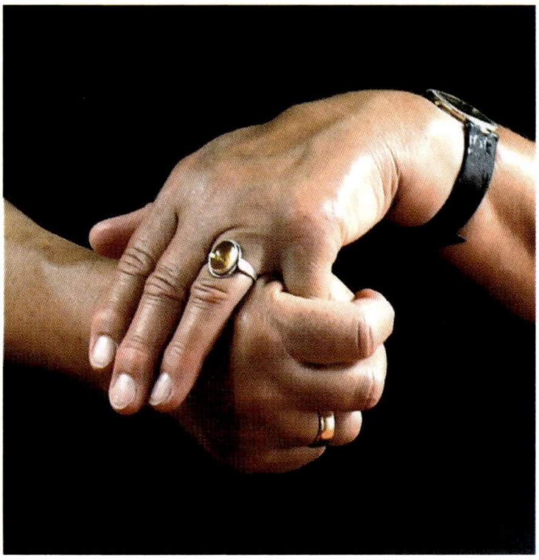

**Einstellung:** **Bemühung, Verstellung** **Herz-Dünndarm-Energie**

◊ hilft loszulassen
◊ bei zu wenig Willenskraft
◊ für Menschen, die sich für nichts begeistern können

◊ bringt tiefe, echte Freude
◊ hilft mir, aus dem Herzen zu leben
◊ bringt Freude und Enthusiasmus ins Leben
◊ für Mühelosigkeit, Gelassenheit, Heiterkeit
◊ für einen klaren Geist
◊ für die Konzentration
◊ wenn ich nicht schlafen kann (wenn ich hellwach im Bett sitze)
◊ bei viel Stress
◊ bei Vergesslichkeit
◊ bei zu viel Bemühung
◊ hilft mir, Zusammenhänge zu durchschauen (und danach zu handeln)
◊ wenn ich zu viel analysiere
◊ bei zu viel Perfektion
◊ wenn ich den anderen immer dazu bringe, das zu tun, was ich will
◊ wenn ich immer wieder etwas tue, das ich nicht will
◊ für harte, diktatorische Menschen
◊ bei allem, was mit Ohren und Hören zu tun hat, auch: nicht hören wollen oder sich zu sehr bemühen zu hören
◊ bei Beschwerden in Nacken, Kinn, Schulter, Oberarm, Ellbogen

# 3. Der Finger – Zehen – Strom

Der Finger – Zehen – Strom ist ein sehr kraftvoller Strom, den man sich am besten gegenseitig strömt, da das entspannter und bequemer ist. Man kann ihn aber auch direkt bei sich selbst anwenden.

Es werden die Finger der einen Hand und die Zehen des gegenüberliegenden Fußes gehalten.

Jeder unserer Finger hat eine direkte Verbindung zu einem bestimmten Zeh:

- ◊ linker Daumen – rechter kleiner Zeh (1. Schritt des Stroms)
- ◊ linker Zeigefinger – rechter Ringzeh (2. Schritt)
- ◊ linker Mittelfinger – rechter Mittelzeh (3. Schritt)
- ◊ linker Ringfinger – rechter 2.Zeh (4. Schritt)
- ◊ linker kleiner Finger – rechter großer Zeh (5. Schritt)

## 1. SCHRITT DES FINGER – ZEHEN – STROMES:

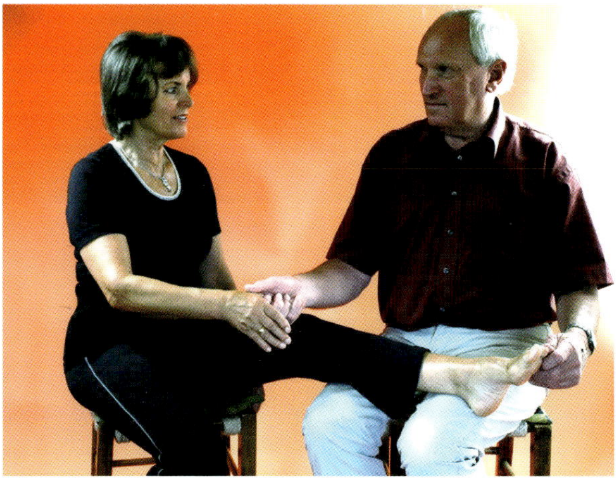

also immer überkreuz:

- ◊ rechter Daumen – linker kleiner Zeh
- ◊ rechter Zeigefinger – linker Ringzeh
- ◊ rechter Mittelfinger – linker Mittelzeh
- ◊ rechter Ringfinger – linker 2.Zeh
- ◊ rechter kleiner Finger – linker großer Zeh

Strömen Sie jede Körperseite ungefähr 20 bis 30 Minuten. Sie können natürlich nach der ersten Körperseite eine Pause machen und später die zweite Körperseite strömen.

**Wirkung:**

- ◊ Erneuerung und Reinigung des ganzen Körpers
- ◊ wichtig für Bandscheiben, Wirbel und Gelenke: Der Finger – Zehen – Strom fließt auf seinem Weg von den Fingern zu den Zehen durch alle Bandscheiben, Wirbel und Gelenke
- ◊ hilft bei gebrochenen Knochen und Wirbeln
- ◊ wichtiger Strom direkt nach Verletzungen oder Schlaganfall
- ◊ **Der Finger – Zehen – Strom wird auch „Krankenhausstrom" genannt, weil er den ganzen Körper bei der Heilung unterstützt.**

Der Finger – Zehen – Strom eignet sich vor allem gut für die Anwendung bei anderen.

Wenn Sie den Strom bei sich selbst anwenden, halten Sie immer den jeweiligen Finger und den dazugehörenden Zeh gleichzeitig.

# 4. Die Dreieinigkeitsströme

Ströme sind Energiebahnen im Körper. Sie tragen lebensspendende Energie durch den ganzen Körper, so wie Flüsse, die lebensspendendes Wasser bringen und die umlegenden Gebiete fruchtbar machen.

Im Jin Shin Jyutsu kennt man drei besonders wichtige Energieströme: die „Dreieinigkeitsströme“:

- ◊ Der **Zentralstrom**, auch Hauptzentralstrom genannt, ist unsere direkte Verbindung mit der Urquelle, mit der göttlichen Energie. Er fließt an der Körpervorderseite genau in der Körpermitte nach unten und an der Körperrückseite wieder hinauf.
- ◊ Die beiden **Betreuerströme** entstehen aus dem Zentralstrom. Sie befinden sich symmetrisch auf der linken und rechten Körperseite – und betreuen die zugehörige Körperseite (deswegen der Name „Betreuer“).
- ◊ Die beiden **Vermittlerstöme**, auch diagonale Vermittler genannt, „vermitteln“ zwischen den Betreuerströmen, gleichen aus, wenn auf der einen Körperseite zu viel oder zu wenig Energie ist. Sie bringen Wandel und Bewegung.

Man kann sich die Dreieinigkeitsströme als Flüsse vorstellen. Der Zentralstrom ist der größte und wichtigste, weil er direkt aus der Quelle genährt wird. Die beiden Betreuerströme sind seine beiden Hauptabzweigungen. Sie tragen die Energie vom Zentralstrom in den ganzen Körper. Und die Vermittlerströme sind wie kleinere Flüsse, die zwischen den Betreuerströmen und dem Hauptzentralstrom hin- und herfließen.

Durch das Halten verschiedener Punkte am Körper können wir den Dreieinigkeitsströmen helfen, frei und harmonisch durch uns zu fließen. Blockaden können sich lösen, die Lebensenergie fließt wieder ungehindert, Freude wird spürbar, Leichtigkeit. Blockaden lösen sich auf, Symptome verschwinden.

Im Folgenden werden die Dreieinigkeitsströme näher beschrieben.

## Der Hauptzentralstrom

Der Hauptzentralstrom ist der Energiestrom, der uns direkt mit der Lebensquelle verbindet. Er versorgt uns mit Lebensenergie, er ist unsere Verbindung zur universellen Energie und fließt ununterbrochen durch uns: an der Körpervorderseite hinunter und an der Körperrückseite hinauf. Der Zentralstrom ist unsere Energiequelle, die göttliche Energie, die bis in die Materie reicht. Man nennt diesen Strom auch den „großen Lebensatem". Jiro Murai nannte ihn „die göttliche Gegenwart im ehrwürdigen Mittelpunkt des Universums". Indem wir die Hände auf bestimmte Punkte unseres Körpers legen, können wir diesen Energiestrom unterstützen und uns so von Grund auf harmonisieren. Ängste lösen sich auf, wir spüren die Verbindung zu unserer Lebensquelle, Widerstände lösen sich, wir kommen in Fluss.

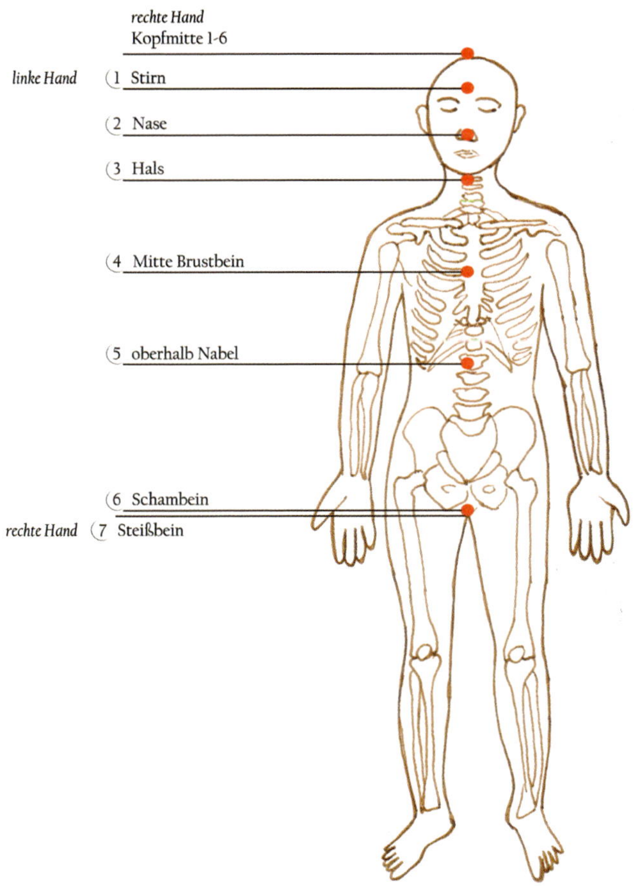


Man nennt ihn auch Hauptzentralstrom, weil er uns für alle Vorgänge im Körper die Energie liefert.

Indem wir bestimmte Energiepunkte halten, können wir diesem Strom helfen, kraftvoll und ungehindert durch uns zu fließen.

Am bequemsten ist es wahrscheinlich, wenn Sie sich beim Strömen dieses Stroms auf den Rücken legen.

Der Hauptzentralstromes besteht aus sieben Schritten, die im Folgenden kurz dargestellt werden.

Bei Schritt 1 bis 6 bleibt die *rechte Hand* auf der **Kopfmitte**, während die linke Hand auf die verschiedenen Punkte wechselt. Bei Schritt 7 wechselt die rechte Hand auf das Steißbein, während die linke auf dem Schambein bleibt.

Halten Sie jeden Punkt so lange, bis Sie das harmonische rhythmische Fließen spüren. Sollten Sie nichts spüren, halten Sie jeden Punkt ungefähr 3 bis 5 Minuten. Aber denken Sie daran, Jin Shin Jyutsu ist eine Kunst, und Sie sind der Künstler. Schauen Sie einfach, was Ihnen gut tut.

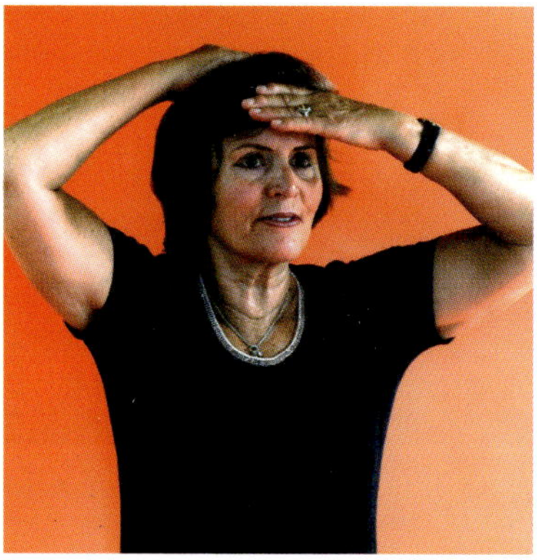

### SCHRITT 1:

Die *rechte Hand* liegt auf der **oberen Mitte des Kopfes** und die *linke Hand* auf der **Mitte der Stirn** zwischen den Augenbrauen. Dieser Griff harmonisiert die Gedanken und regt die Gedächtnis- und Gehirnfunktionen an, harmonisiert die Zirbeldrüse und die Hirnanhangsdrüse, beugt Senilität und Alzheimer vor und kontrolliert den Blutdruck.

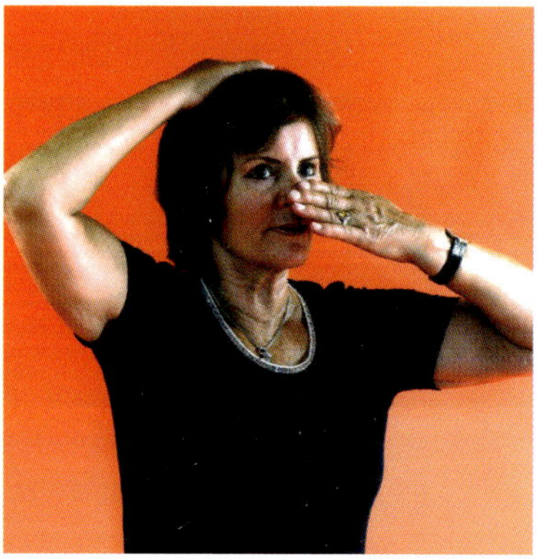

### SCHRITT 2:

Die *linke Hand* liegt auf der **Nasenspitze**. Dieser Griff wirkt vor allem harmonisierend auf die obere Körperhälfte, befreit von Spannungen im Beckengürtel und harmonisiert die Fortpflanzungsorgane. Er hilft uns, klarer zu sehen und neue Sichtweisen zu bekommen.

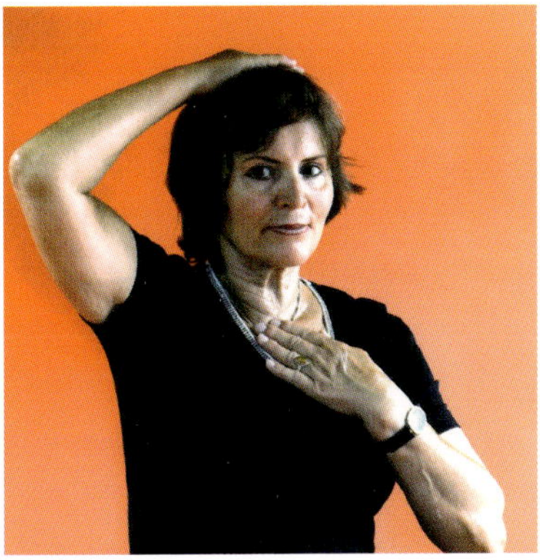

## SCHRITT 3:

Die *linke Hand* liegt am **Halsgrübchen**, am oberen Ende des Brustbeins.
Dieser Griff belebt die Schilddrüse und Nebenschilddrüse. Außerdem wird damit der Stoffwechsel belebt. Der Calcium- und Magnesiumhaushalt wird reguliert. Dieser Griff führt zu geistiger Ausgeglichenheit, hilft uns Widerstand aufzugeben und uns im positiven Sinne anzupassen(liebevolle Akzeptanz).

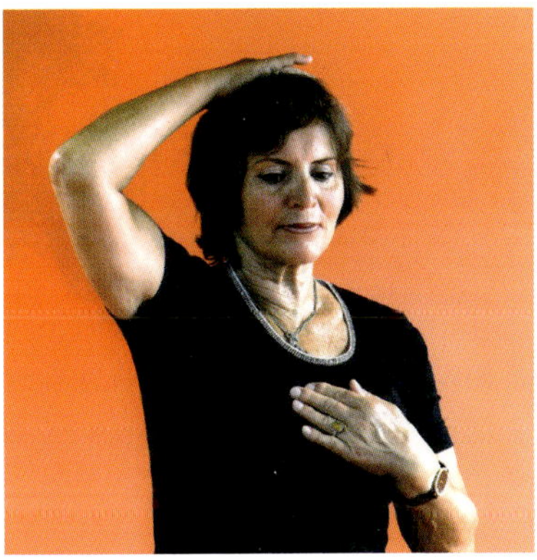

## SCHRITT 4:

Die *linke Hand* liegt auf der **Mitte des Brustbeins**.
Dieser Griff wirkt auf die Thymusdrüse, stärkt und belebt das Immunsystem. Er unterstützt die Atmung, hilft uns, Schuldgefühle loszulassen, verhilft uns zu geistigem Wachstum und öffnet unser Herz.

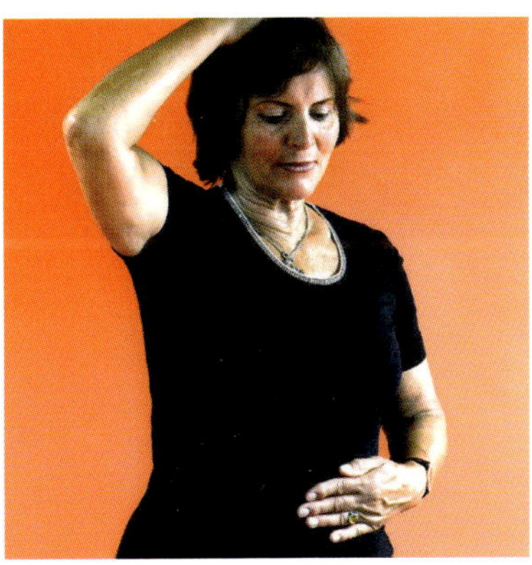

## SCHRITT 5:

Die *linke Hand* liegt am **unteren Ende des Brustbeins**, direkt oberhalb des Solarplexus (Sonnengeflecht).
Dieser Griff belebt und stärkt den Bauchraum und das Immunsystem im Darm. Er hilft uns zu entspannen, Stress abzubauen. Er stärkt das Sonnengeflecht und Magen und Milz, Nieren und Pankreas. Er wirkt positiv auf unser Nervensystem und auf das Herz-Kreislaufsystem.

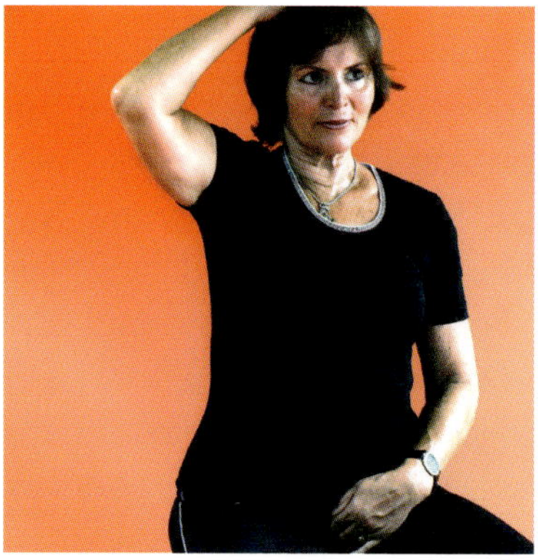

### SCHRITT 6:

Die *linke Hand* liegt auf dem **Schambein**. Dieser Griff stärkt Wirbelsäule und Bandscheiben und reguliert die Fortpflanzungsorgane. Außerdem werden Spannungen im Unterbauch und in den Beinen gelöst. Wir bekommen geistigen Frieden und tiefe Sicherheit und Vertrauen ins Leben. Und unsere schöpferische Kreativität wird angeregt.

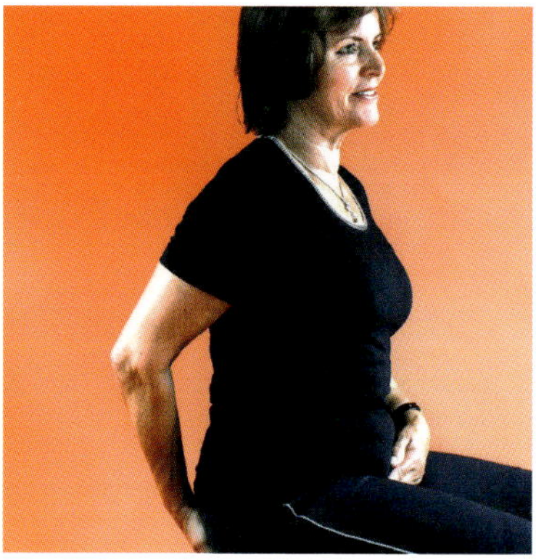

### SCHRITT 7:

Die *linke Hand* bleibt auf dem **Schambein** und die *rechte Hand* geht auf das **Steißbein**. Dieser Griff hilft der Durchblutung in Beinen und Füßen und harmonisiert von Kopf bis Fuß (und umgekehrt). Er harmonisiert Chaos, die Gedanken ordnen sich und ich erinnere mich, dass die Lösung für jedes Problem in mir selbst liegt.

Der Hauptzentralstrom wird auch Mittelstrom genannt, weil er in der Mitte des Körpers fließt und weil er uns immer wieder zurück in unsere Mitte bringt, geistig, seelisch und körperlich.

Der Hauptzentralstrom kann zu jeder Tageszeit angewandt werden: Morgens nach dem Aufwachen bringt er uns Energie für den Tag und regt auch die Darmtätigkeit an.

Tagsüber unterstützt uns dieser Strom, die Verbindung mit der universellen Quelle zu spüren, und bringt Licht und Leichtigkeit in den Tag.

Abends hilft er uns, zu entspannen und abzuschalten, aufwühlende Gedanken zu beruhigen und entspannt einzuschlafen.

**Merken Sie sich:**

**DER ZENTRALSTROM**

◊ bringt Körper, Geist und Seele neue Kraft und Energie
◊ beruhigt und entspannt am Abend
◊ hilft bei Ängsten und Depressionen
◊ bringt Lebensfreude und Lebenskraft
◊ hilft, klarer zu sehen und neue Sichtweisen zu bekommen
◊ hilft, Schuldgefühle loszulassen
◊ unterstützt das ganze endokrine Drüsensystem
◊ stärkt Magen und Milz, Nieren und Pankreas
◊ regt die Gedächtnis- und Gehirnfunktionen an und beugt Senilität vor
◊ für geistiges Wachstum
◊ harmonisiert den Blutdruck
◊ belebt den Stoffwechsel
◊ reguliert den Kalzium- und Magnesiumhaushalt
◊ unterstützt das Immunsystem
◊ wirkt positiv auf das Nervensystem und das Herz – Kreislauf – System
◊ bringt geistigen Frieden, tiefe Sicherheit und Vertrauen ins Leben
◊ harmonisiert von Kopf bis Fuß

## Die Betreuerströme

Wie schon erwähnt, entstehen die beiden Betreuerströme aus dem Zentralstrom. Sie befinden sich auf der linken und rechten Körperseite – symmetrisch – und betreuen die zugehörige Körperseite. Durch die Betreuerströme bekommen wir die Fähigkeit, zu denken und zu unterscheiden. Sie helfen uns, ehrlich und aufrichtig zu sein, einen klaren Kopf zu behalten und mit uns und unseren Mitmenschen liebevoll umzugehen. Sie helfen uns auch, mit schlechten Erinnerungen klarzukommen, Altes, Vergangenes loszulassen, neue Kraft zu finden und an uns selbst zu glauben.

Um den beiden Betreuerströmen zu helfen, frei und kraftvoll zu fließen, können Sie Folgendes tun:

Zur Harmonisierung der linken Körperhälfte:

1. Legen Sie Ihre *rechte Hand* auf die **linke Schulter**, die *linke Hand* unter die **linke Pohälfte**.

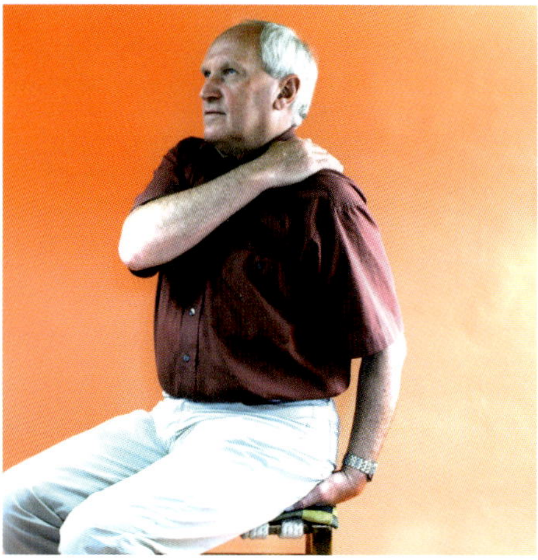

2. Die *rechte Hand* bleibt auf der **linken Schulter** liegen, während Sie die *linke* Hand in die **linke Leiste** legen.

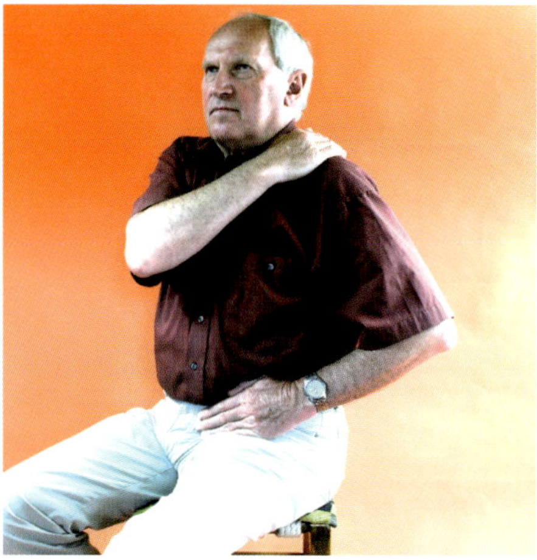

Um die rechte Körperhälfte zu harmonisieren, kehren Sie die Sequenz einfach um:

1. Legen Sie Ihre *linke Hand* auf die **rechte Schulter**, die *rechte Hand* unter die **rechte Pohälfte**.
2. Die *linke Hand* bleibt auf der **rechten Schulter**, die *rechte Hand* kommt in die **rechte Leiste**.

Die Betreuerströme helfen:

◊ Stress abzubauen
◊ ehrlich und aufrichtig zu sein
◊ sich selbst treu zu sein
◊ an sich selbst zu glauben
◊ einen klaren Kopf zu behalten
◊ mit schlechten Erinnerungen fertig zu werden
◊ jeden Tag mit Kraft und Freude zu beginnen
◊ bei Rückenproblemen
◊ bei Bandscheibenvorfall
◊ bei Skoliose
◊ unterstützen die Verdauung
◊ unterstützen die Atmung

## Die Vermittlerströme

Die beiden Vermittlerstöme „vermitteln" zwischen den Betreuerströmen: Sie gleichen aus, wenn auf der einen Körperseite zu viel oder zu wenig Energie ist. Sie verweben die beiden Körperseiten miteinander. Sie verbinden die Ströme der rechten und linken Körperseite mit dem Zentralstrom, so dass die Betreuerströme immer wieder mit neuer Energie aus der Quelle versorgt werden.
Die Vermittlerströme bringen Erkenntnis und Verständnis.

Um den linken Vermittlerstrom wieder in Harmonie zu bringen,

◊ legen Sie die *rechte Hand* auf die **linke Schulter**, ein wenig weiter nach hinten als bei den Betreuerströmen.

◊ Bilden Sie mit der *linken Hand* einen **Kreis**, indem Sie den **Daumen** auf den Nagel des **Ringfingers** legen.

◊ Bringen Sie Ihre **Knie zusammen**, so dass sie sich auf der Innenseite berühren.

Bleiben Sie in der Position, solange es Ihnen gut tut. Ein Richtwert ist ca. 10 Minuten.

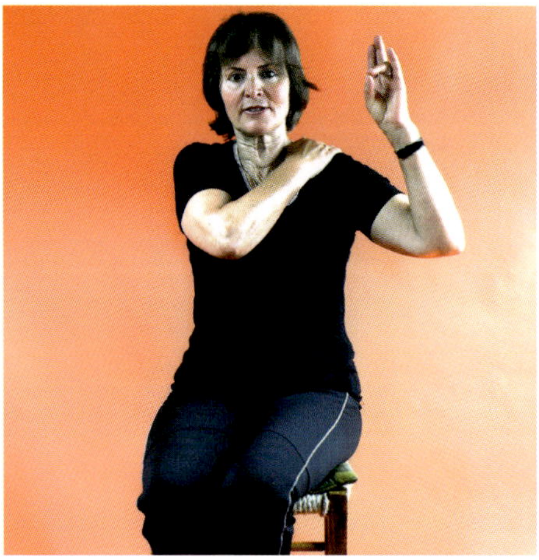

Für den rechten Vermittlerstrom machen Sie die Sequenz umgekehrt:

◊ Legen Sie die *linke Hand* auf die **rechte Schulter**.

◊ Bilden Sie mit der *rechten Hand* einen **Kreis**, indem Sie den **Daumen** auf den **Ringfinger**nagel legen.

◊ Bringen Sie Ihre **Knie zusammen**.

Die Vermittlerströme helfen:

- ◊ frei durchzuatmen
- ◊ mit Veränderungen umzugehen
- ◊ mit schlimmen Erlebnissen umzugehen
- ◊ bei Trauer und Frustration
- ◊ sich zu entspannen
- ◊ bei Schmerzen in Armen, Schultern und Handgelenken
- ◊ bei Erkältung und Grippe
- ◊ bei Atemproblemen

# Emotionale Themen

## Alpträume

Wenn Sie nachts des öfteren Alpträume haben, schweißgebadet aufwachen, nicht mehr einschlafen können, halten Sie sich den *Zeigefinger* – Der Zeigefinger harmonisiert die Einstellung Angst.

Sie können auch schon beim Einschlafen den Zeigefinger halten, das hilft Ihnen, ruhiger und entspannter zu schlafen.

Oder halten Sie mit der *rechten Hand* den Punkt unterhalb des **rechten Rippenbogens** und mit der *linken Hand* die **rechte Ellenbeuge**.

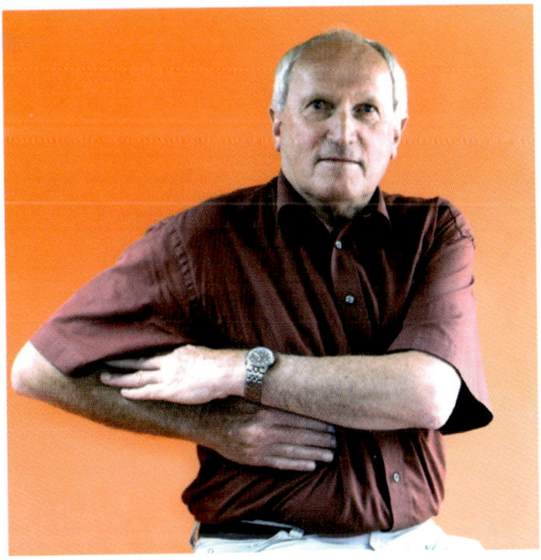

Und umgekehrt: *linke Hand* auf den Punkt unterhalb des **linken Rippenbogens** und *rechte Hand* in **linke Ellenbeuge**.

**Zugehöriger Finger: Zeigefinger**

## Ängste

Es gibt sehr viele verschiedene Ängste: Angst vor Krankheit oder Tod, Angst, abgelehnt zu werden, Angst vor Einsamkeit usw. Und es gibt auch viele undefinierbare Ängste, ein unbestimmtes Angstgefühl ohne erkennbaren Grund.

Der *Zeigefinger* harmonisiert grundsätzlich die Einstellung Angst.

Wenn Sie sich den Zeigefinger halten, beruhigen sich die Gefühle, Sie können wieder klarer sehen und spüren auch wieder Vertrauen ins Leben.

Man bekommt neuen Mut und Zuversicht.

Es gibt auch noch weitere Griffe, die unsere unterschiedlichsten Ängste harmonisieren:

Legen Sie die *linke Hand* auf den Rücken **unterhalb des rechten Rippenbogens** und die *rechte Hand* **unter die rechte Pohälfte**.

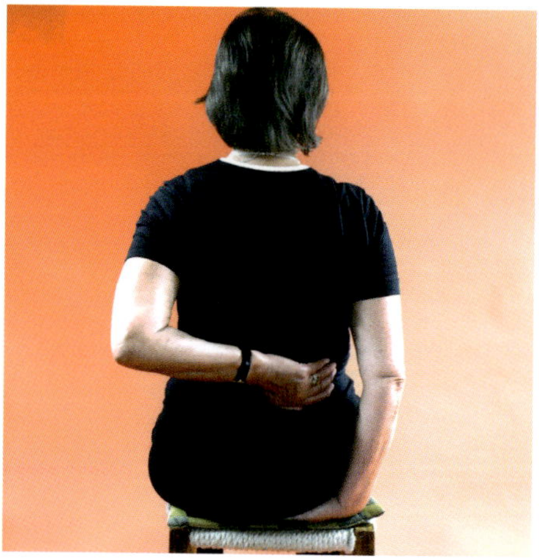

Und umgekehrt: *rechte Hand* auf den Rücken **unterhalb des linken Rippenbogens** und *linke Hand* **unter linke Pohälfte**.

Oder legen Sie die *linke Hand* in den **Nacken** unterhalb der Schädelknochen und die *rechte Hand* ans **Steißbein.** (Setzen Sie sich also auf Ihre rechte Hand.)

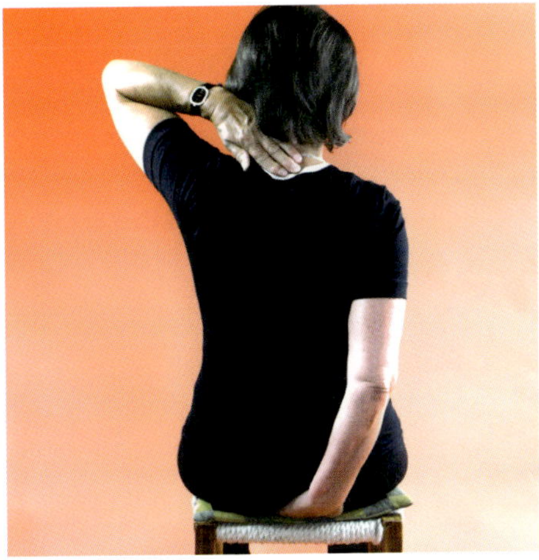

Und umgekehrt: *rechte Hand* in den **Nacken** und *linke Hand* ans **Steißbein**.

**Zugehöriger Finger: Zeigefinger**

## Ärger

Es kommt natürlich immer wieder vor, dass man sich über etwas oder jemanden ärgert. Den Ärger an anderen auslassen ist nicht die Lösung, und wenn wir den Ärger hinunterschlucken, macht es uns krank. So ist es wichtig, uns den Ärger bewusstzumachen, uns selbst zu strömen, damit sich der Ärger auflösen kann, ohne dass er mir oder anderen schadet.

Dazu halten Sie einfach Ihren **Mittelfinger.**

Oder legen Sie die *rechte Hand* auf die **linke Bauchseite unterhalb der letzten Rippen** und die *linke Hand* auf die **rechte Bauchseite**.

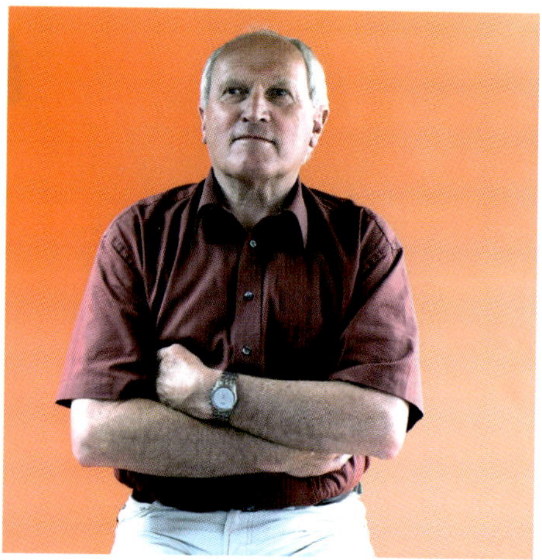

Oder legen Sie Ihre *rechte Hand* auf die **linke Schulter** und die *linke Hand* in die **linke Leiste**.

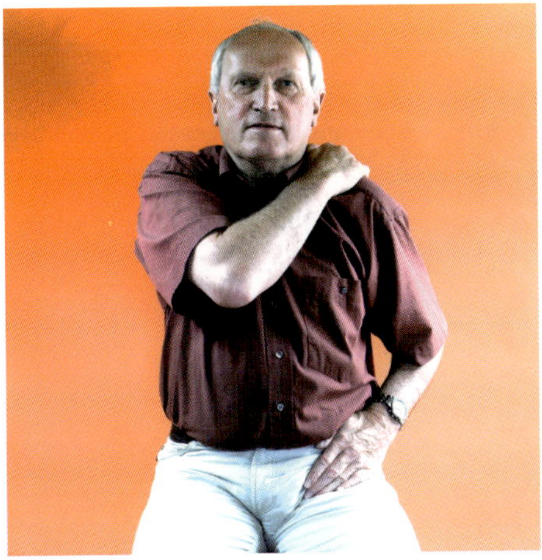

Und umgekehrt: *linke Hand* auf die **rechte Schulter** und *rechte Hand* in die **rechte Leiste**.

## Depression

Depressionen sind ein sehr vielschichtiges Thema, da sie in den verschiedensten Formen und Ausprägungen vorkommen können. Von einer leichten depressiven Verstimmung hin zu völliger Energielosigkeit und psychischer Lähmung.

Inzwischen gibt es viele Menschen, die Antidepressiva nehmen, um ihren Alltag überhaupt noch bewältigen zu können.

Ein ganz wesentlicher Strom für dieses Thema ist der **Zentralstrom**. Wenn Sie ihn täglich anwenden, kann er wahre Wunder bewirken!

Der Zentralstrom ist die Verbindung zur großen Lebensquelle und bringt uns wieder in Harmonie, bringt wieder Freude und Lachen ins Leben und Stärke und Vertrauen. Wir erleben das Leben wieder als sinnerfüllt und lebenswert.

Der Zentralstrom ist auf S. 31-35 genau beschrieben.

Ein weiterer wunderbarer Strom ist der Milzstrom. Er wird auch „meine persönliche Sonnenbank" genannt, weil er direkt auf unser Sonnengeflecht wirkt, unsere Tränen trocknet und wie der Zentralstrom wieder Sonne und Freude in unser Leben bringt. So bekommen wir neuen Lebensmut und Energie.

Der Milzstrom besteht aus folgenden Schritten:

**Anwendung für die rechte Körperseite:**

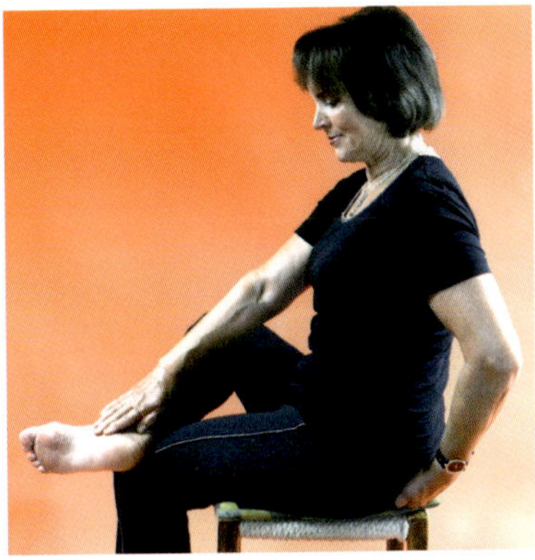

SCHRITT 1:

Legen Sie die *linke Hand* an das **Steißbein** (unteres Ende der Wirbelsäule) und die *rechte Hand* an den **rechten inneren** Fußknöchel.

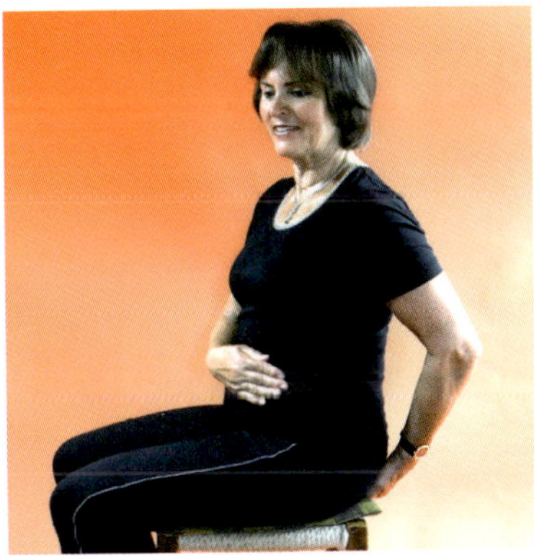

SCHRITT 2:

Die *linke Hand* bleibt am **Steißbein,** während die *rechte Hand* auf den Bauch, **unterhalb des linken Rippenbogens** wandert.

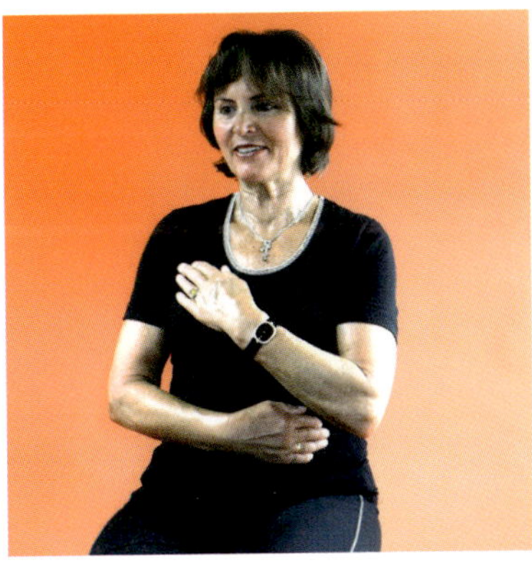

SCHRITT 3:

Nun bleibt die *rechte Hand* **unterhalb des linken Rippenbogens**, die *linke Hand* geht auf die **rechte Seite des Brustkorbs**, knapp unterhalb der 3. Rippe.

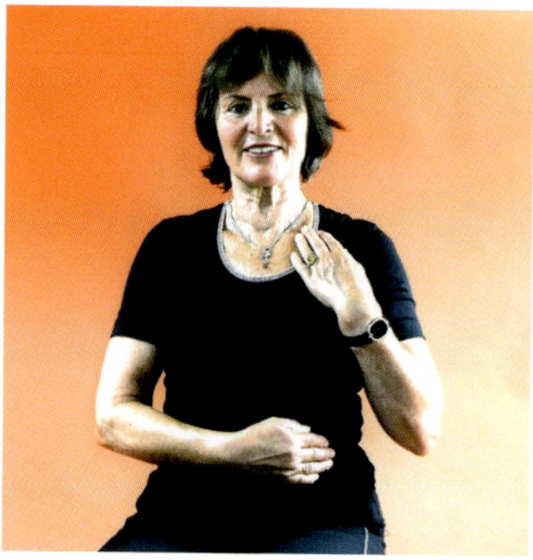

**SCHRITT 4:**
Die *rechte Hand* bleibt weiterhin **unterhalb des linken Rippenbogens**, die *linke Hand* geht **unter das linke Schlüsselbein**.

**Machen Sie für die linke Körperseite die Griffe umgekehrt:**

◊ Schritt 1: Legen Sie die *rechte Hand* an das **Steißbein**, die *linke Hand* an den **linken inneren Fußknöchel**.

◊ Schritt 2:Die *rechte Hand* bleibt am **Steißbein**, die *linke Hand* geht auf den **Bauch unterhalb des rechten Rippenbogens**.

◊ Schritt 3: Die linke Hand bleibt, wo sie ist, die *rechte* geht auf die **linke Seite des Brustkorbs** knapp unterhalb der 3. Rippe.

◊ Schritt 4: Legen Sie nun die *rechte Hand* unters **rechte Schlüsselbein**, während die *linke Hand* **auf dem Bauch** liegen bleibt.

Eine weitere gute Möglichkeit für den Alltag bei Depressionen ist, der Reihe nach alle **Finger** zu **halten**.

## Gereiztheit

Wenn Sie dazu tendieren, schnell gereizt zu reagieren – innerlich oder äußerlich –, können Sie zunächst einmal einfach Ihren **Mittelfinger** halten, um wieder in die innere Ruhe zu kommen und die Dinge klarer und gelassener zu sehen.

Oder halten Sie die **Innenseite der Ellbeugen** auf der Daumenseite.

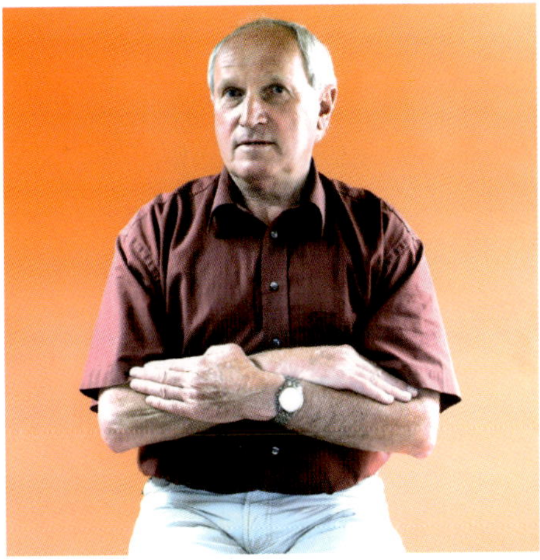

**Zugehöriger Finger: Mittelfinger**

## Panikattacken

Wenn Sie öfter Panikattacken haben, halten Sie sich regelmäßig Ihren **Zeigefinger.**
Auch der **Zentralstrom** (S. 31-35) bringt Sie wieder ins Gleichgewicht und kann, regelmäßig angewandt, Panikattacken komplett zum Verschwinden bringen.

Sie können auch im akuten Fall die *linke Hand* unter das **rechte Schlüsselbein** legen und die *rechte Hand* unter das **linke Schlüsselbein**.

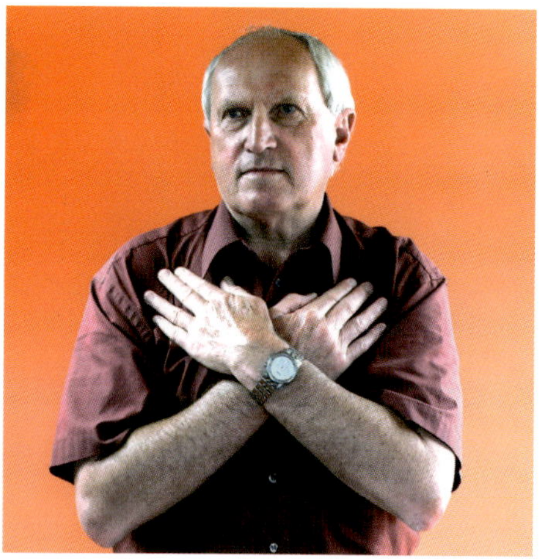

Oder legen Sie *beide Hände* in die Mitte des **Nackens**.

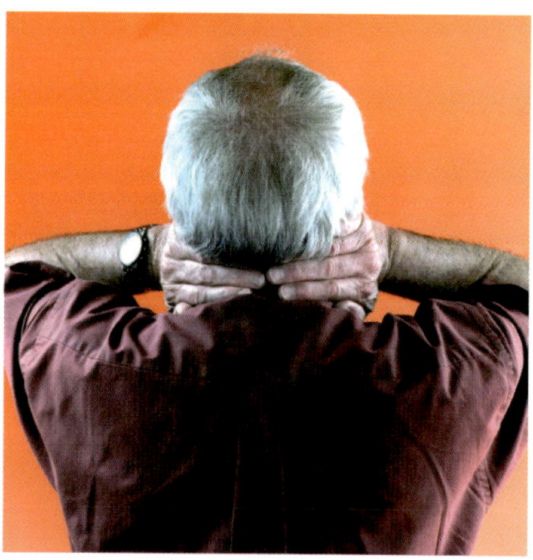

## Rachegefühle

Bei Rachegefühlen halten Sie Ihren **kleinen Finger**. Das hilft Ihnen, zu entspannen, die Dinge klarer zu sehen und Zusammenhänge zu erkennen.

So kommen Sie mit sich selbst wieder in Frieden und können angemessen reagieren.

Oder legen Sie die *linke Hand* auf den Rücken an den **unteren Rand des rechten Schulterblattes** und die *rechte Hand* an die **rechte Fußaußenkante**.

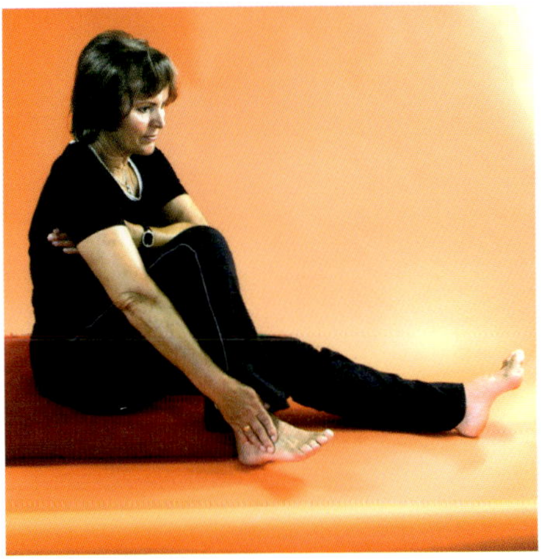

Und umgekehrt: *rechte Hand* auf den Rücken an den **unteren Rand des linken Schulterblattes**, *linke Hand* an die **linke Fußaußenkante**.

Wenn der Griff für Sie zu unbequem ist, geben Sie sich selbst einfach eine „große Umarmung“, indem Sie die Hände in die **Achselhöhlen** legen, während die Daumen nach oben zeigen.

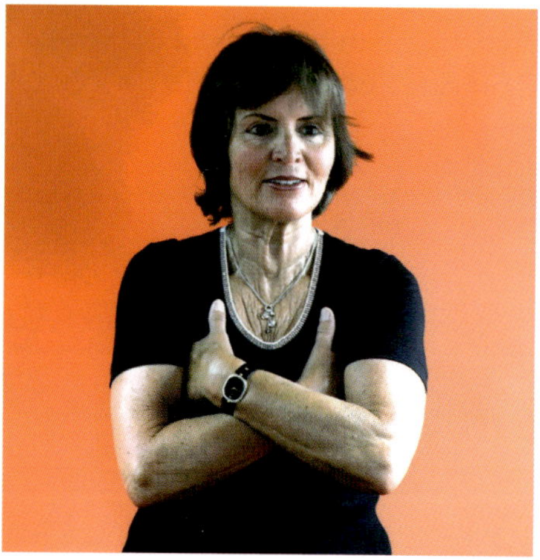

## Schock, Schrecken

Wenn Sie etwas sehr erschreckt hat oder Sie sich „wie gelähmt vor Schrecken“ fühlen, legen Sie Ihre *rechte Hand* in den **Nacken** unterhalb der Schädelknochen und die *linke Hand* in die **Mitte des Brustbeins**.

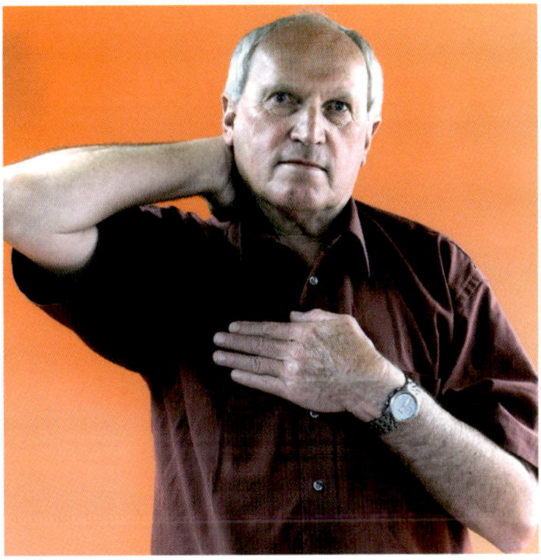

**Zugehöriger Finger: Ringfinger**

## Schuldgefühle

Wenn Sie von Schuldgefühlen geplagt werden, legen Sie die *rechte Hand* auf die **linke Schulter** und die *linke Hand* in die **linke Leiste**.

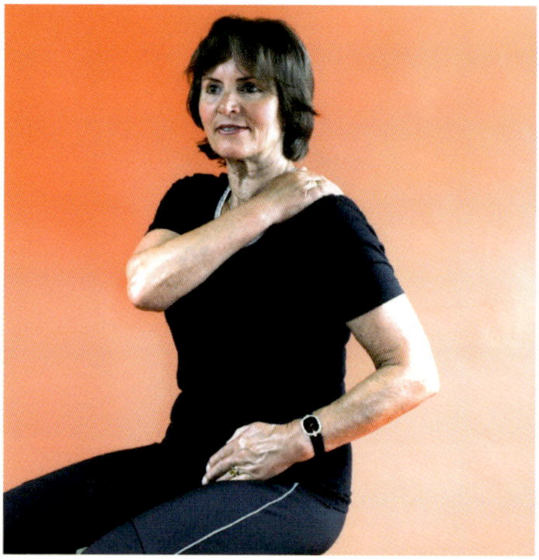

Und umgekehrt: *linke Hand* auf **rechte Schulter** und *rechte Hand* in **rechte Leiste**.

Dieser Griff hilft Ihnen, überschüssiges Gepäck loszulassen, Altes zu bereinigen, was zu bereinigen geht, und das zu akzeptieren und loszulassen, was man nicht mehr ändern kann.

So kommen Sie selbst wieder in Frieden und werden frei von Altem, Belastendem.

**Zugehöriger Finger: kleiner Finger**

## Sorge

Wenn Sie sich Sorgen machen, können Sie sich einfach Ihren **Daumen** halten.

Oder legen Sie die *linke Hand* unter das **rechte Schlüsselbein** und die *rechte Hand* unter das **linke Schlüsselbein**.

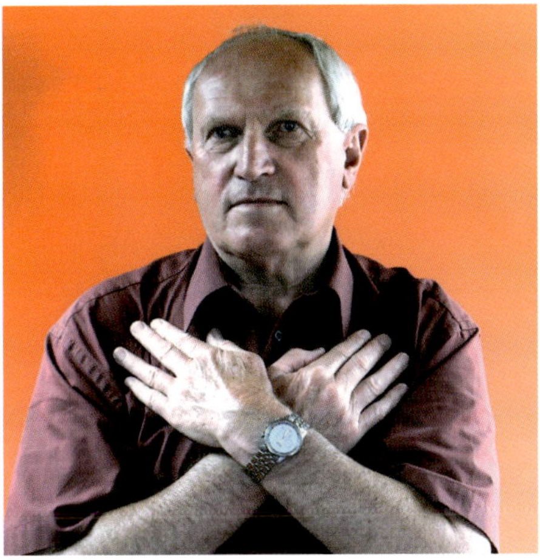

## Stimmungsschwankungen

„Himmelhoch jauchzend – zu Tode betrübt" – solche Stimmungsschwankungen kennt wohl fast jeder. In einem Moment ging´s uns noch gut, im nächsten fühlen wir uns traurig und verzagt.

Um wieder in Harmonie zu kommen, halten Sie mit der *linken Hand* den Punkt unter dem **rechten Wangenknochen** und mit der *rechten Hand* die **Innenseite des linken Oberschenkels**.

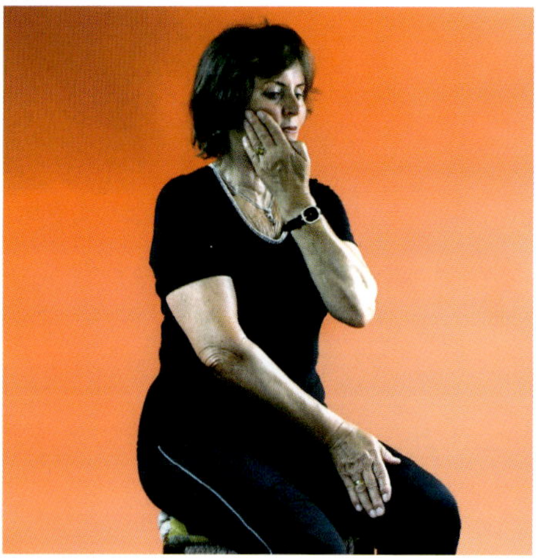

Und umgekehrt: *rechte Hand* unter **linken Wangenknochen**, *linke Hand* an die **Innenseite des rechten Oberschenkels**.

**Zugehöriger Finger: Daumen**

## Stress

Wenn Sie sich gestresst fühlen, ziehen Sie sich an einen ruhigen Ort zurück – wenn es möglich ist – und **halten Sie der Reihe nach Ihre Finger**.

Oder halten Sie Ihre **Handgelenke**. Das löst Spannungen auf und Sie kommen wieder in Ihre Mitte.

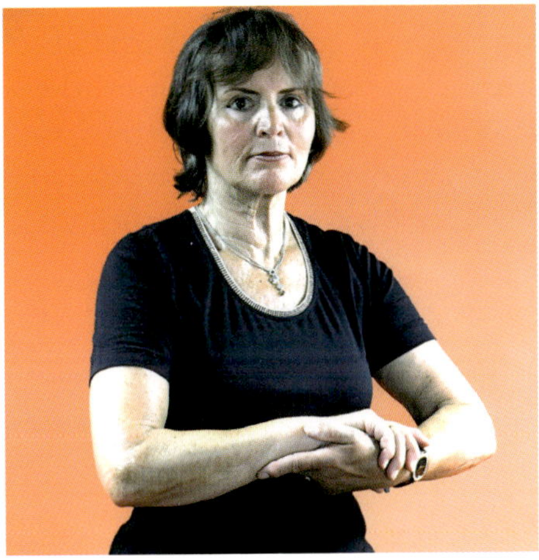

## Süchte

Süchte haben nicht immer nur mit Drogen oder Alkohol zu tun. Es gibt verschiedene Arten von Süchten, manche erscheinen uns nicht auf den ersten Blick als Sucht: z.B. Sucht nach „Gefallen-wollen", nach Süßem, Fernsehsucht usw. oder Medikamentensucht, Alkohol, Drogen.

Sucht hat, wie das Wort schon sagt, immer auch etwas mit „Suchen" zu tun, und im Grunde sind wir unser ganzes Leben irgendwo auf der Suche – nach Geborgenheit, nach Erfolg, nach Erfüllung. Je älter wir werden, umso mehr wird uns bewusst, dass vieles, was uns in jüngeren Jahren als wichtig und erstrebenswert erschien, jetzt plötzlich keinen Wert mehr für uns hat. Und schon wieder sind wir auf der Suche: Soll das schon alles gewesen sein? Was ist wirklich wichtig für mich? Was gibt mir wirklich Erfüllung?

Und wenn wir keine Antwort auf diese Fragen finden, landen wir oft in einer Art von Sucht – einer „Ersatzhandlung".

Sucht – Suche – mit der Sucht lenken wir uns ab von der Suche und halten uns selbst davon ab, ganz und erfüllt zu leben.

Ein wichtiger Griff bei allen Suchtthemen ist folgender:

**Stützen Sie Ihre Hände in die Hüften**, und zwar unterhalb der letzten Rippenbögen.

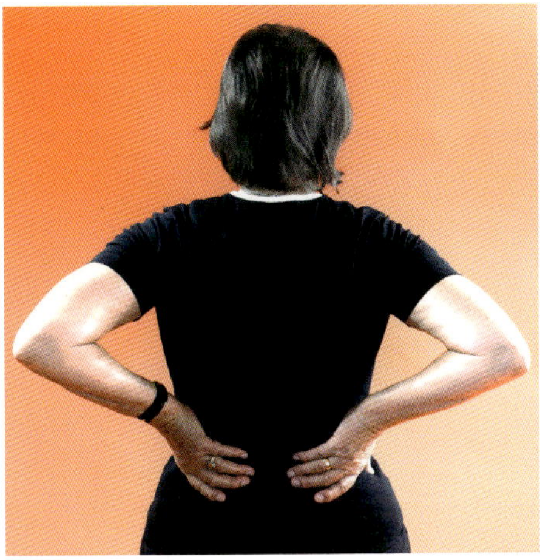

**Zugehöriger Finger: Daumen**

## Trauer – Traurigkeit

Der **Ringfinger** harmonisiert Trauer und Traurigkeit. Ihn zu halten hilft Ihnen zu trauern, ohne davon „aufgefressen" zu werden, Unabänderliches zu akzeptieren und schließlich wieder in die Gelassenheit und Freude zu finden.

Oder legen Sie die *rechte Hand* in die **rechte Leiste** und die *linke Hand* unter das **rechte Schlüsselbein**.

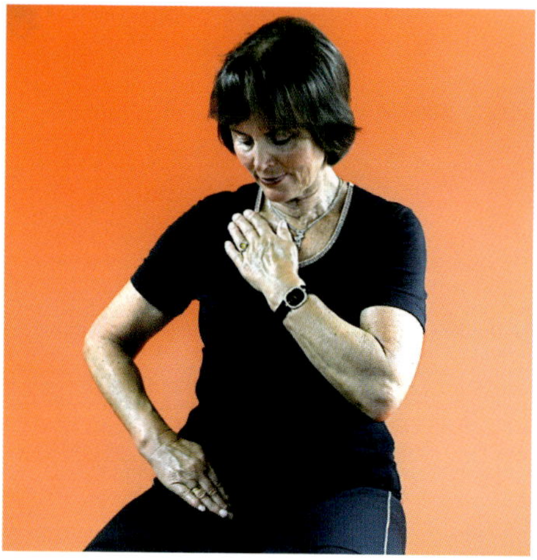

Und umgekehrt: *linke Hand* in **linke Leiste** und *rechte Hand* unters **linke Schlüsselbein**.

## Unzufriedenheit

Oft sind wir unzufrieden, mit uns, unseren Partnern oder Freunden, mit dem Wetter, mit anderen äußeren Gegebenheiten usw. Wenn unsere Unzufriedenheit uns dazu bringt, Situationen, die wir ändern können, zu verändern, ist das ein konstruktiver Weg.

Uns dazu bringen und dabei unterstützen kann uns folgender Griff:

Halten Sie einfach die **Außenseiten Ihrer Kniekehlen**.

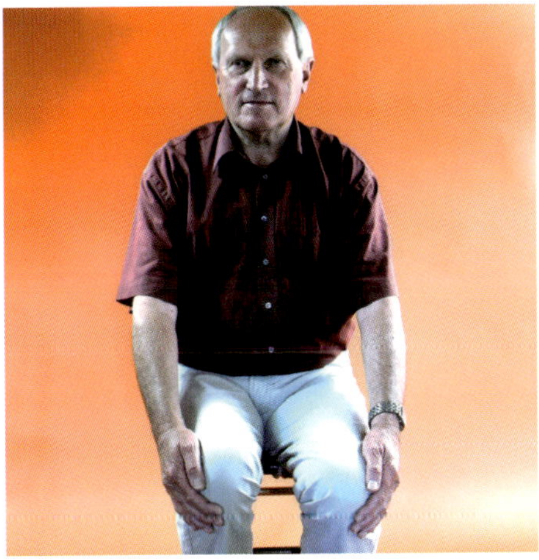

Oder legen Sie Ihre Hände überkreuz unter die **Schlüsselbeine**.

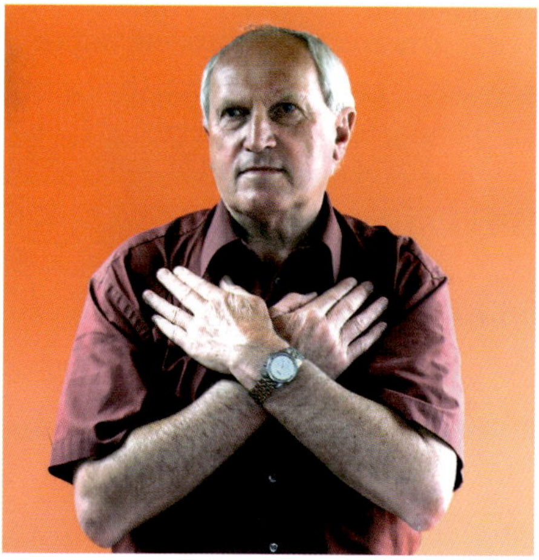

**Zugehöriger Finger: Ringfinger**

## Verzweiflung

Die „erste Hilfe“ bei Verzweiflung besteht darin, dass Sie sich einfach den **kleinen Finger** halten. Oder geben Sie sich selbst eine **große Umarmung**:

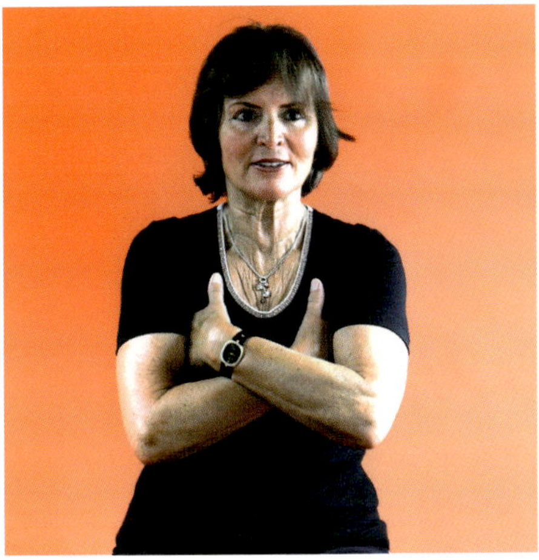

Eine weitere Möglichkeit ist, die *rechte Hand* auf die **linke Schulter** zu legen, und zwar etwas weiter hinunter auf den Rücken. Die *linke Hand* kommt in die **linke Leiste**.

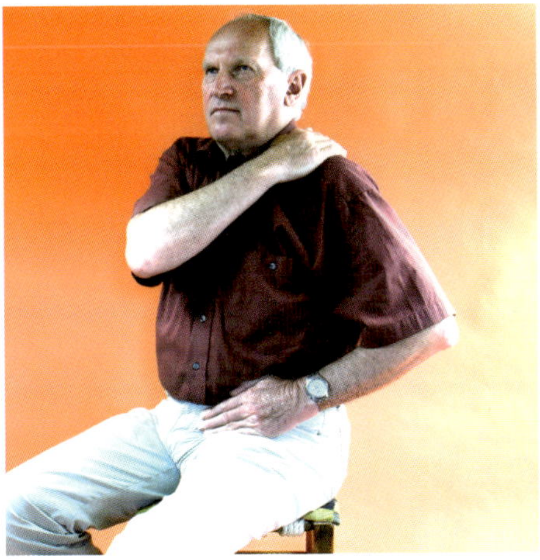

Und umgekehrt: *linke Hand* auf die **rechte Schulter**, *rechte Hand* in die **rechte Leiste**.

## Wut

Um Wut und Ärger zu harmonisieren, halten Sie einfach Ihren **Mittelfinger**.

Oder legen Sie Ihre Hände auf den Bauch **unterhalb der letzten Rippenbögen**.

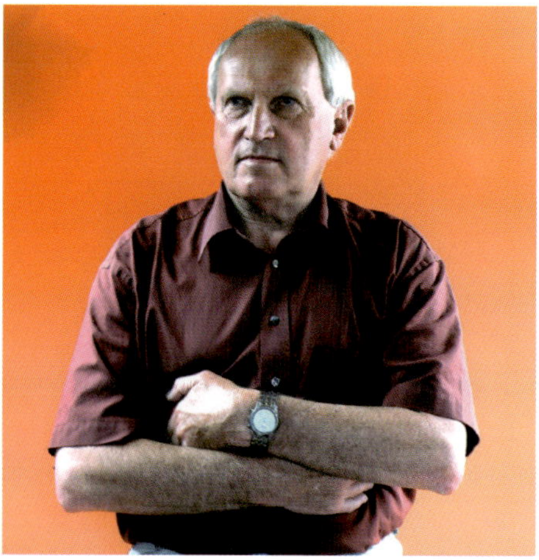

# Körperliche Themen

## Allergien

Allergien sind so vielschichtig und individuell, dass man sie gar nicht genau eingrenzen kann. Wichtig ist es, sich selbst immer wieder von Grund auf zu harmonisieren, mit den **36 Atemzügen**, dem **Zentralstrom** und den **Betreuerströmen**.

Ein insgesamt stärkender Griff ist folgender:

Halten Sie die **Innenseiten Ihrer Ellenbogen**.

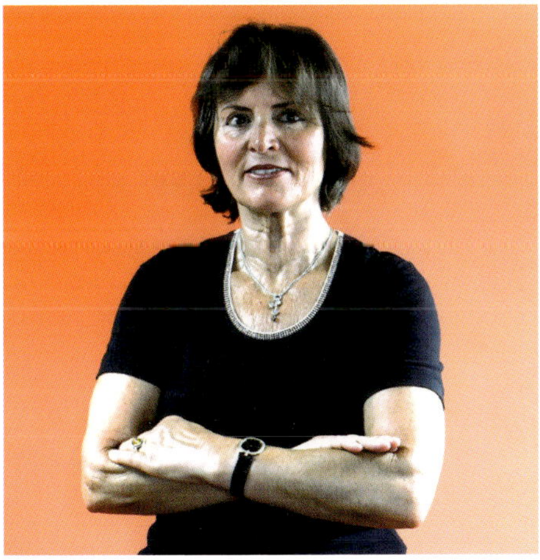

**Zugehöriger Finger: alle Finger** (der Reihe nach halten)

## Alzheimer

Eine Möglichkeit, wie Sie sich selbst unterstützen können, ist folgender Griff:

Legen Sie zuerst die *linke Hand* an den **rechten Oberarm** und die *rechte Hand* auf den **linken Brustkorb** (knapp unterhalb der 3. Rippe):

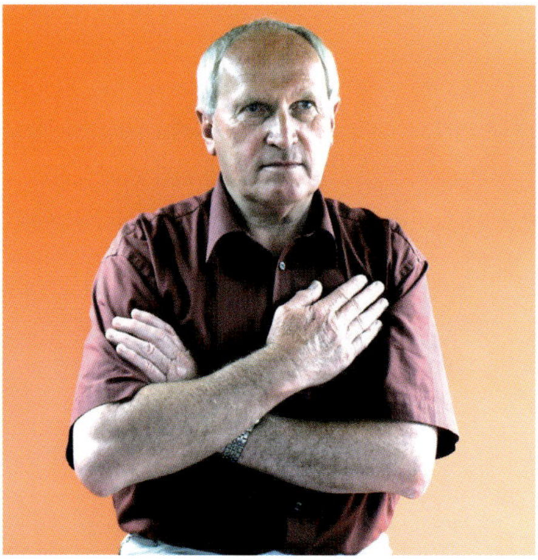

Und dann umgekehrt: die *rechte Hand* an den **linken Oberarm** und die *linke Hand* auf den **rechten Brustkorb**.

**Zugehöriger Finger: Zeigefinger**

## Arthrose/Arthritis

Es gibt einen Griff, der als allgemeiner Schmerzgriff gilt und der sich auch bei Arthrose und Arthritis sehr gut bewährt hat:

Halten Sie folgendermaßen Ihre Fersen: Legen Sie Ihre *rechte Hand* an die **Außenseite der rechten Ferse** (unterhalb des Fußknöchels), die *linke Hand* an die **Innenseite der rechten Ferse** (unterhalb des Fußknöchels):

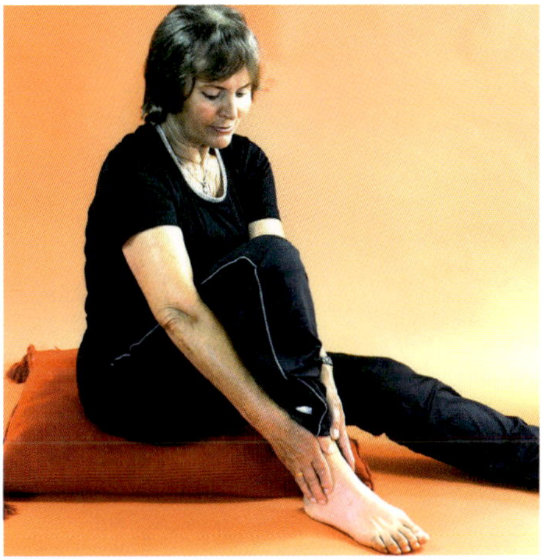

Und umgekehrt: *linke Hand* an die **Außenseite der linken Ferse** und *rechte Hand* an die **Innenseite der linken Ferse**.

Eine weitere Möglichkeit ist es, *beide Hände* auf den **Rücken unterhalb des letzten Rippenbogens** zu legen:

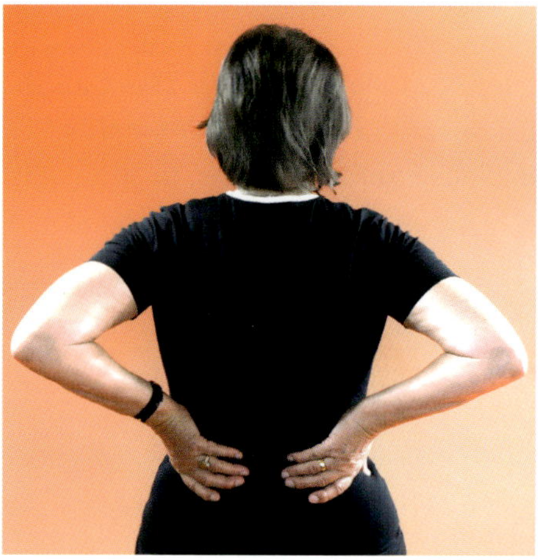

**Zugehöriger Finger: Zeigefinger**

## Atembeschwerden/Kurzatmigkeit

Wenn Sie an Atembeschwerden leiden, machen Sie immer wieder den Vermittlerstrom (vgl S. 38):

- ◊ Legen Sie die *rechte Hand* auf die **linke Schulter**.
- ◊ Bilden Sie mit der *linken Hand* einen Kreis, indem Sie den **Daumen auf den Ringfingernagel** legen.
- ◊ Bringen Sie Ihre **Knie zusammen**, so dass sie sich an der Innenseite berühren.

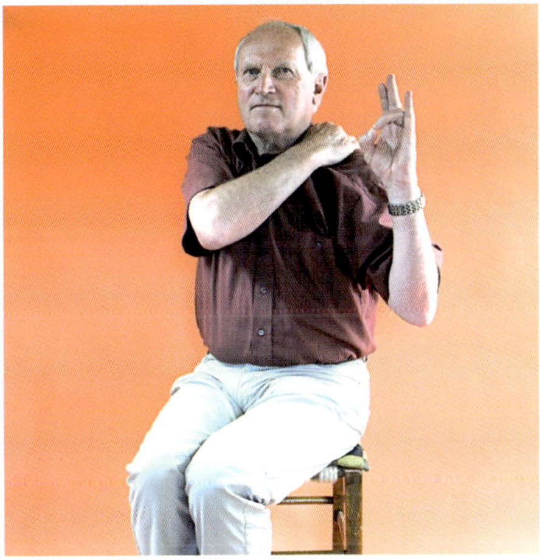

Oder legen Sie die *rechte Hand* an die **Innenseite des linken Knies**, die *linke Hand* an den **oberen Rand des linken Hüftknochens**.

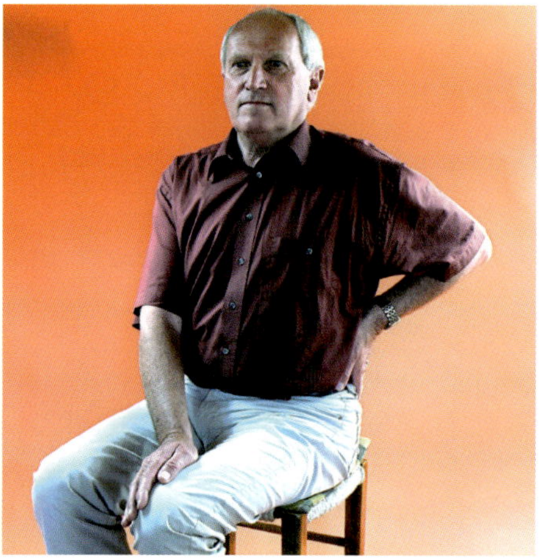

Und umgekehrt: *linke Hand* an die **Innenseite des rechten Knies**, *rechte Hand* an den **oberen Rand des rechten Hüftknochens**.

Ein weiterer hilfreicher Griff bei jeder Art von Atembeschwerden ist folgender:

Legen Sie die *linke Hand* auf die **rechte Seite des Bauchs unter den Rippenbogen** und die *rechte Hand* unter das **rechte Schlüsselbein**.

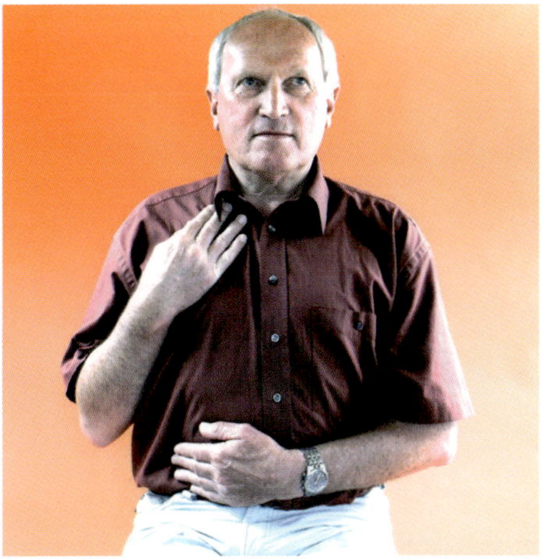

Und umgekehrt: *rechte Hand* unter **linken Rippenbogen**, *linke Hand* unter **linkes Schlüsselbein.**

**Zugehöriger Finger: Ringfinger**

## Augenprobleme

**Nachlassende Sehkraft und Altersweitsichtigkeit:**

Halten Sie Ihren **linken Mitelfinger** so, dass der **Daumen der rechten Hand** auf der **Innenseite** des Fingers liegt und die **anderen Finger** auf der **Außenseite** des Mittelfingers liegen.

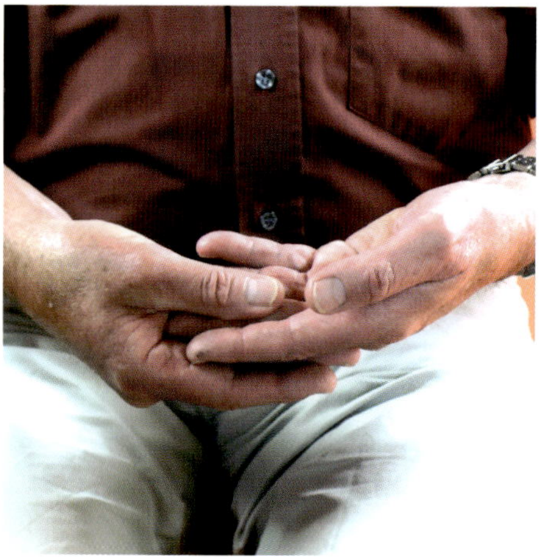

Für die andere Körperseite machen Sie die Sequenz einfach umgekehrt.

**Stärkung der Augen und des Sehens allgemein:**

Legen Sie Ihre *rechte Hand* auf den **Bauch unterhalb des linken Rippenbogens** und die *linke Hand* in die **rechte Ellenbeuge**.

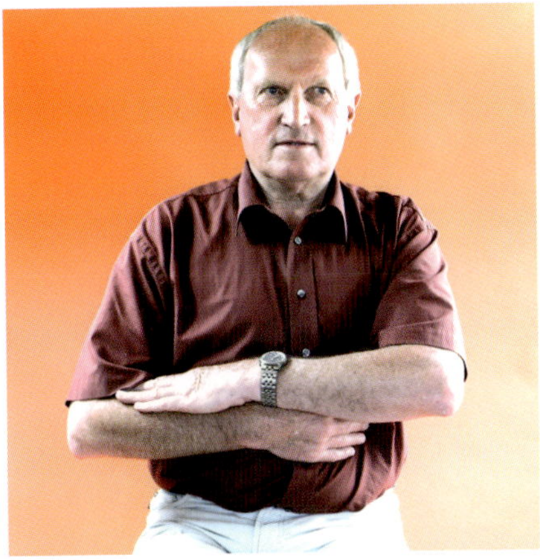

Und umgekehrt: *linke Hand* auf den **Bauch unterhalb des rechten Rippenbogens**, *rechte Hand* in die **linke Ellenbeuge**.

**Bei Augenentzündungen, Überanstrengung der Augen, Fehlsichtigkeit:**

Legen Sie Ihre *rechte Hand* auf die **linke Stirn** etwas oberhalb der Augenbrauen und die *linke Hand* in den **Nacken unterhalb des rechten Schädelknochens**.

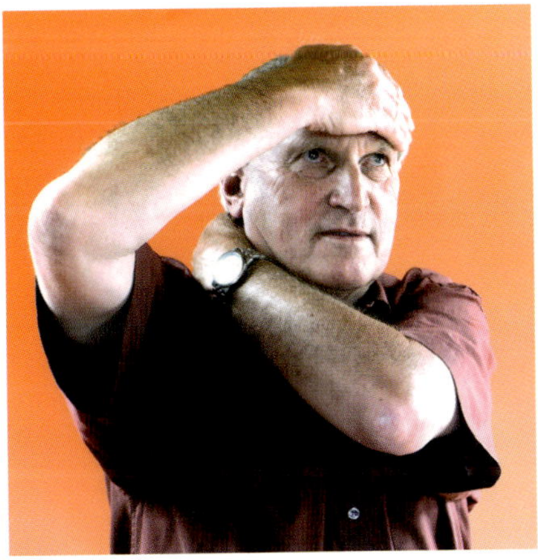

Und umgekehrt: *linke Hand* auf die **rechte Stirn** oberhalb der Augenbrauen und *rechte Hand* in den **Nacken unterhalb des linken Schädelknochens**.

**Zugehöriger Finger: kleiner Finger**

## Bauchschmerzen

Es ist wichtig, gut auf die Verdauung zu schauen, denn was nicht verdaut werden kann – im körperlichen und seelischen Sinne –, liegt uns im wahrsten Sinne des Wortes im Magen und blockiert den Fluss unserer Lebensenergie. Gesunde Ernährung und ausreichende Flüssigkeitszufuhr sind eine gute Voraussetzung, den Körper nicht mit unnötigem Ballast zu beladen.

Ein ganz einfacher Griff bei Bauchschmerzen, Blähungen und Verdauungsbeschwerden ist folgender:

Halten Sie die **Innenseiten Ihrer Knie überkreuz**.

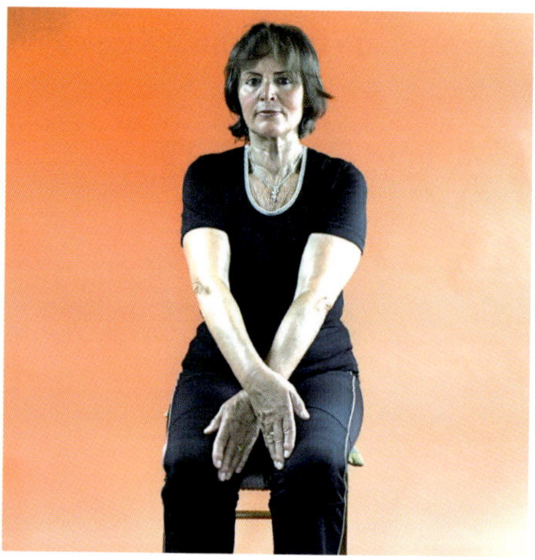

Oder legen Sie Ihre **Hände überkreuz auf den Bauch** unterhalb der letzten Rippenbögen.

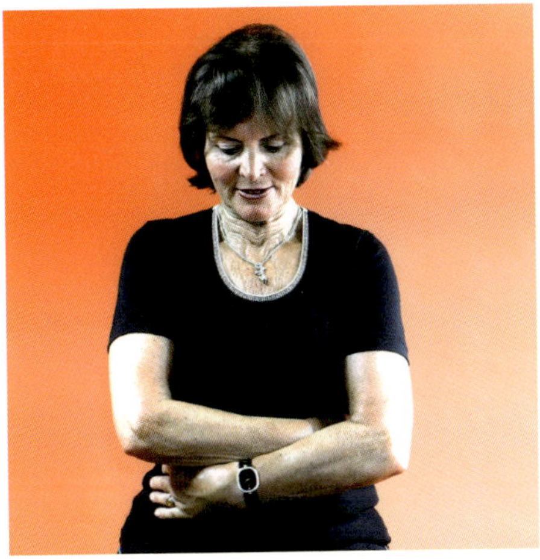

**Zugehöriger Finger: Daumen**

## Bindegewebsschwäche

Bewegung und kalt duschen stärken das Bindegewebe grundsätzlich.

Außerdem können Sie die **Außenseiten Ihrer Fersen** unterhalb des Fußknöchels halten:

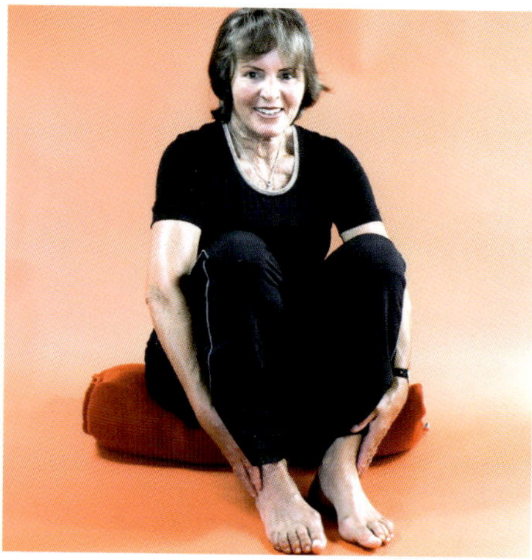

Oder legen Sie die **Hände überkreuz auf den Bauch** unterhalb des letzten Rippenbogens.

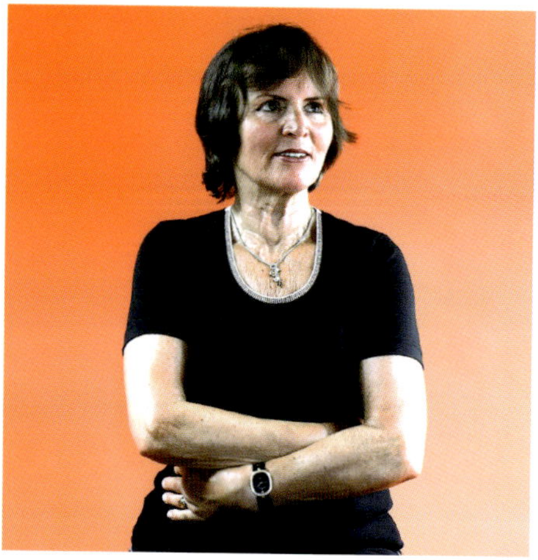

**Zugehöriger Finger: Ringfinger**

## Blasenprobleme

Bei Blasenentzündungen oder Inkontinenz helfen folgende Griffe:

Legen Sie Ihre Hände **auf den Rücken unterhalb der letzten Rippenbögen**.

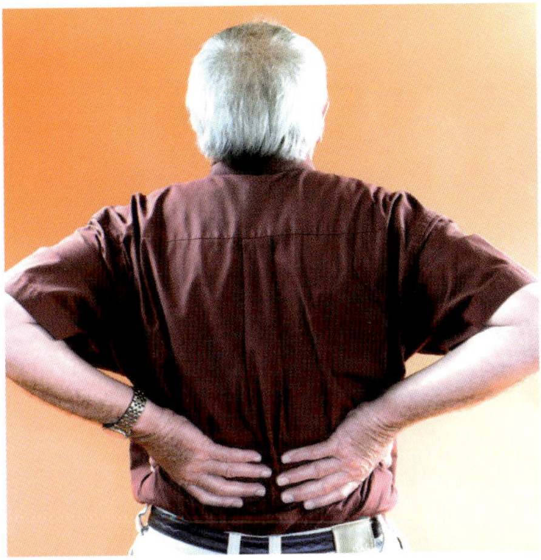

Oder **setzen Sie sich einfach auf Ihre Hände**.

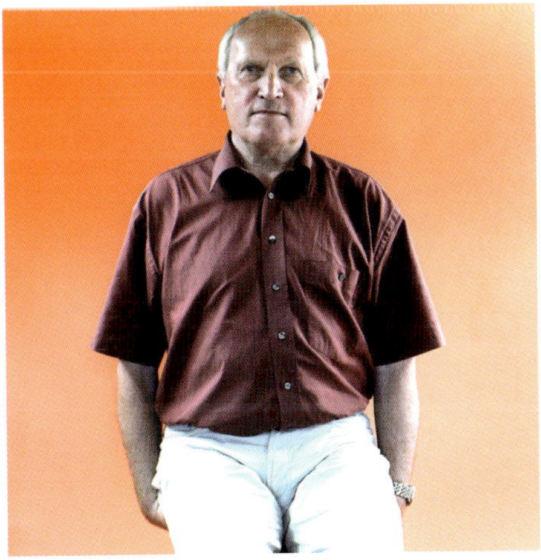

## Blutdruck – zu hoch – zu niedrig

Um Ihren Blutdruck zu harmonisieren, halten Sie sich die **Innenseiten Ihrer Ellenbogen** auf der Daumenseite.

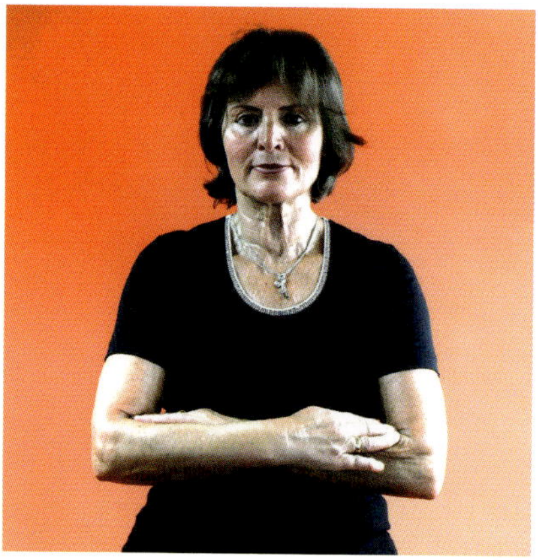

Dieser Griff hilft sowohl bei niedrigem als auch bei hohem Blutdruck, da er den Blutdruck insgesamt harmonisiert.

**Ein weiterer Griff speziell bei Bluthochdruck ist folgender:**
Legen Sie die *linke Hand* in die **rechte Ellenbeuge** und die *rechte Hand* **rechts neben das Steißbein**.

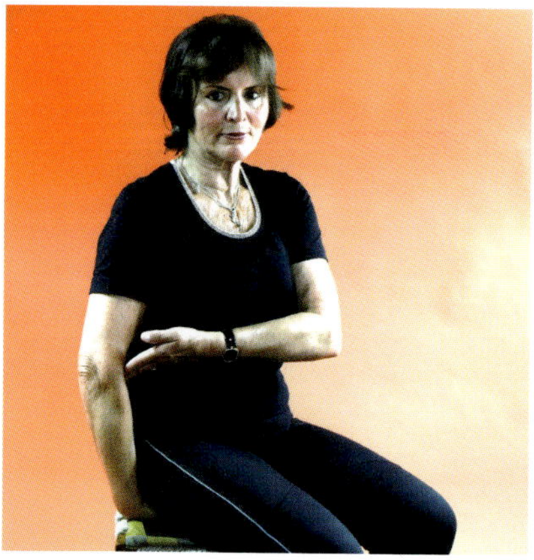

**Zugehöriger Finger: kleiner Finger**

## Darmprobleme

Um Ihren Darm zu stärken und zu harmonisieren, gibt es folgende Möglichkeiten:

Halten Sie die **Innenseiten Ihrer Oberarme**.

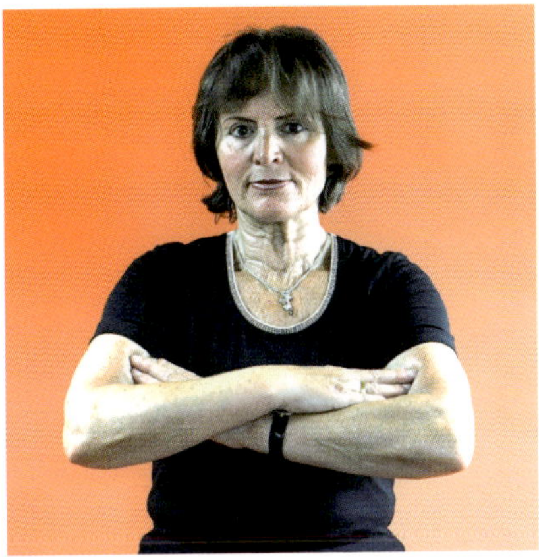

Ein sehr wirkungsvoller Griff bei **Blähungen** und **Verstopfung** ist folgender: Legen Sie Ihre **Hände überkreuz an die Innenseite Ihrer Knie.**

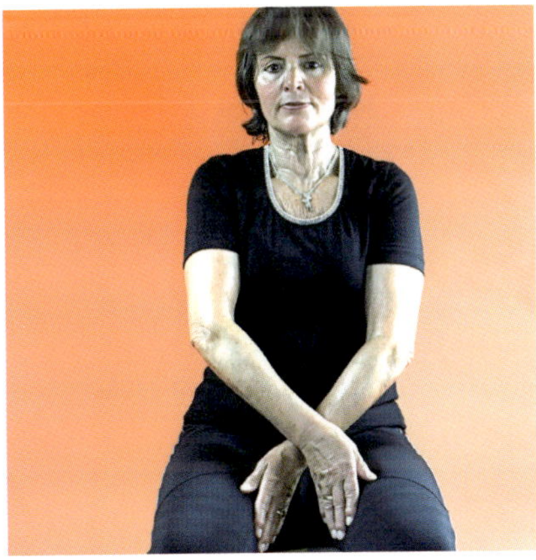

oder an die **Innenseite der Oberschenkel**, ungefähr eine Hand breit oberhalb des Knies.

**Zugehöriger Finger: Daumen**

## Demenz

Gerade, wenn wir älter werden, ist es wichtig, geistig rege und aktiv zu bleiben. Um die Gedächtnisfunktionen anzuregen und zu stärken, können Sie regelmäßig folgenden Griff anwenden:

Legen Sie die **Hände auf die Stirn** oberhalb der Augenbrauen.

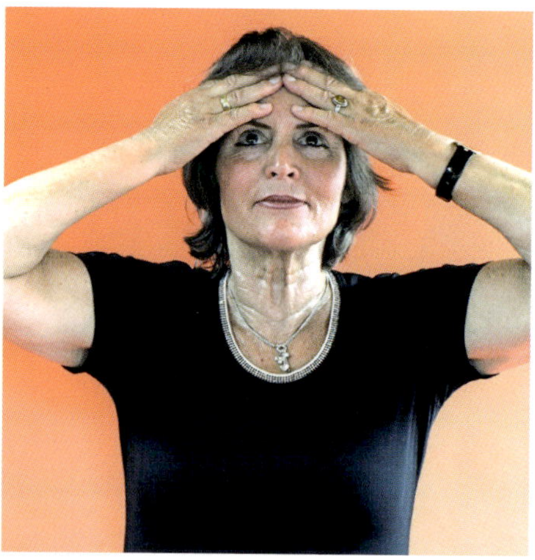

Oder legen Sie eine Hand in den **Nacken**, die anderen Hand auf die **Stirn**.

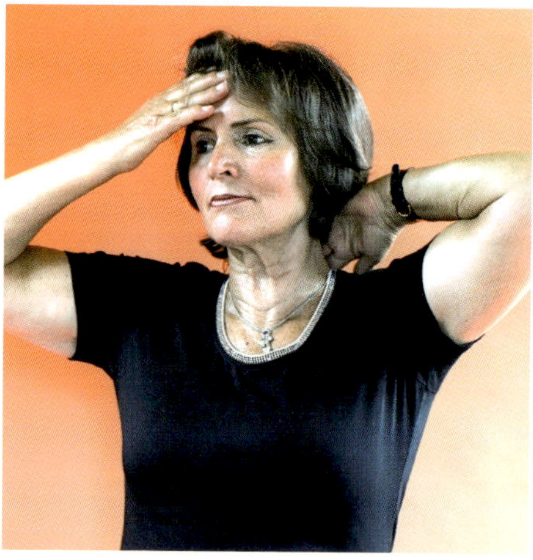

**Setzen Sie sich immer wieder auf Ihre Hände!**

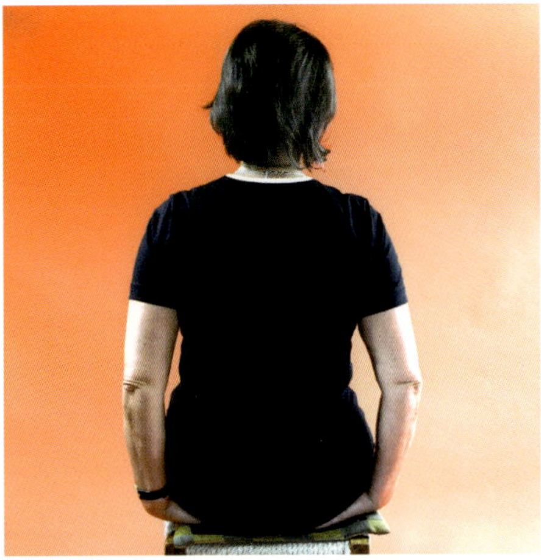

**Zugehöriger Finger: Mittelfinger**

## Diabetes

Sie können sich bei Diabetes folgendermaßen selbst unterstützen:

Legen Sie Ihre Hände auf den **Rücken unterhalb der letzten Rippenbögen**.

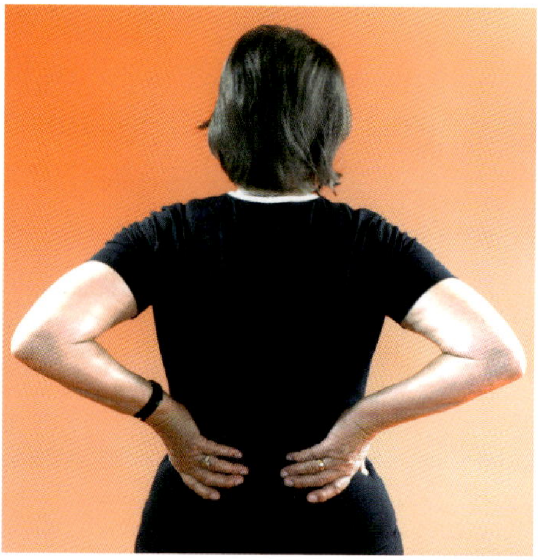

**Halten Sie immer wieder alle Finger der Reihe nach.**

## Durchblutungsstörungen

Machen Sie regelmäßig den **Zentralstrom** (S. 31-35), er harmonisiert von Kopf bis Fuß und bringt den Lebensfluss auf allen Ebenen in Harmonie.

Oder legen Sie die *linke Hand* auf die **rechte Schulter**, die *rechte Hand* unter die **rechte Pohälfte**.

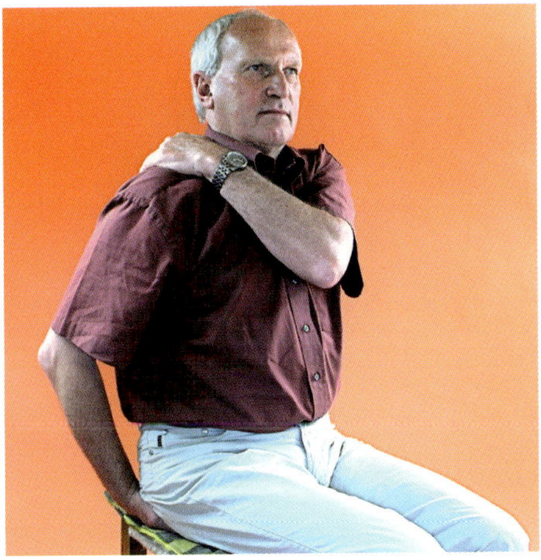

Und umgekehrt: *rechte Hand* auf **linke Schulter**, *linke Hand* unter **linke Pohälfte**.

## Durchfall

Halten Sie die **Außenseiten Ihrer Knie**.

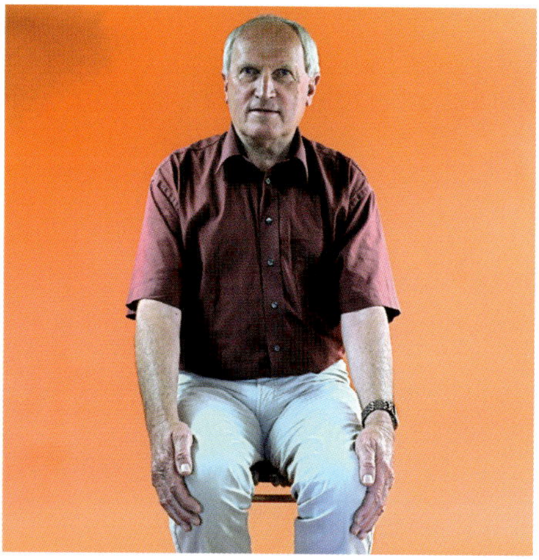

Oder legen Sie die *linke Hand* auf die **rechte Schulter** und die *rechte Hand* auf den **rechten unteren Rücken oberhalb des Hüftknochens**.

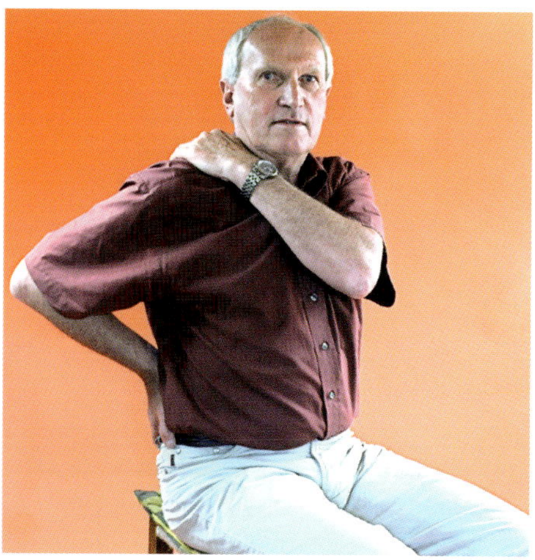

Und umgekehrt: *rechte Hand* auf **linke Schulter**, *linke Hand* auf **linken unteren Rücken oberhalb des Hüftknochens**.

**Zugehöriger Finger: Zeigefinger**

## Einschlafprobleme

Es gibt verschiedene Möglichkeiten, wie Sie zur Ruhe kommen und entspannt einschlafen können:

Legen Sie Ihre Finger in den **Nacken unterhalb des Schädelknochens**.

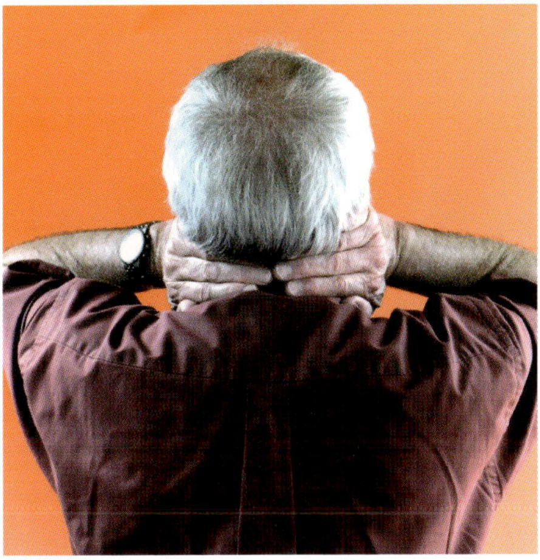

Oder halten Sie Ihre **Handgelenke**, entweder beide gleichzeitig oder nacheinander, wie es für Sie angenehmer ist.

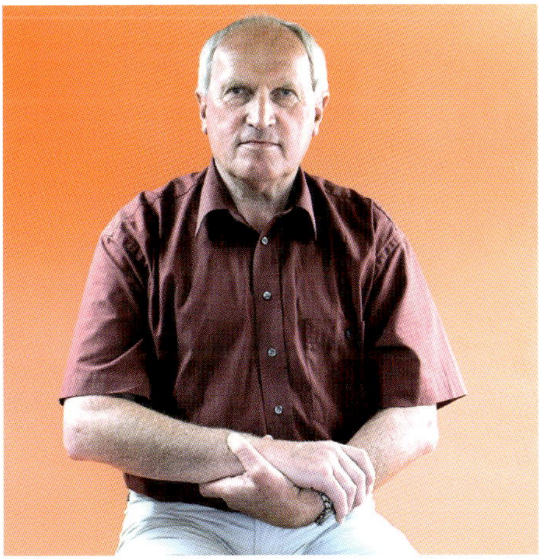

Oder legen Sie zuerst die *rechte Hand* auf den **linken Daumenballen**, danach die *linke Hand* auf den **rechten Daumenballen**.

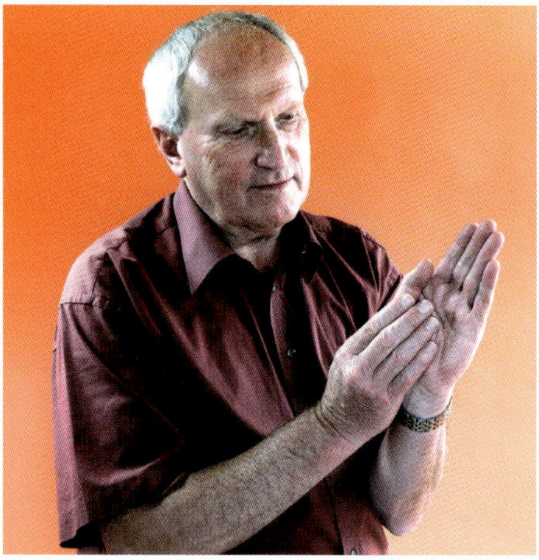

Bei Einschlafproblemen hilft auch der **Zentralstrom** (Seite 31-35), Sie können ihn ganz gemütlich abends im Bett anwenden. Er hift Ihnen zu entpannen, stoppt das Gedankenkarussell und bringt innere Ruhe.

**Zugehöriger Finger: kleiner Finger**

## Erkältung/Grippe

Wenn Sie spüren, dass eine Erkältung im Anmarsch ist, oder wenn Sie bereits eine Grippe haben, halten Sie mit der *linken Hand* den Punkt unterhalb der **rechten Schulter zwischen der oberen Ecke des Schulterblattes und der Wirbelsäule**. Mit der *rechten Hand* bilden Sie einen **Ring zwischen Daumen und Zeigefinger**, indem Sie den Daumen auf den Nagel des Zeigefingers legen. Danach bilden Sie einen **Ring mit Daumen und Mittelfinger**, dann mit **Daumen und Ringfinger** und am Schluss mit **Daumen und kleinem Finger**.

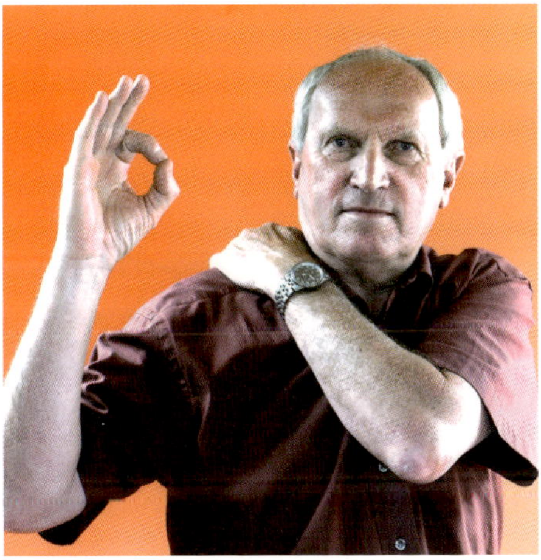
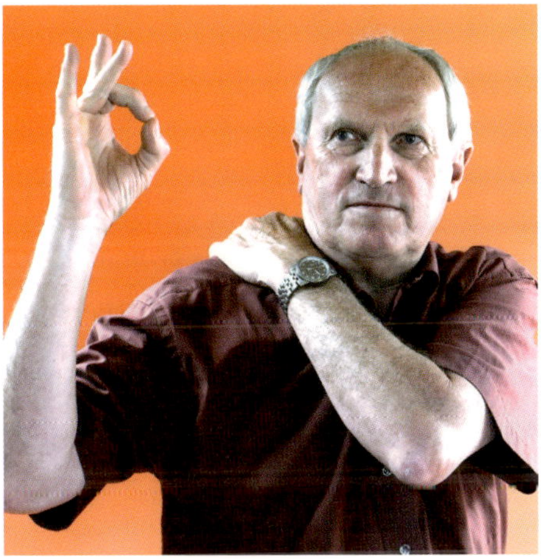
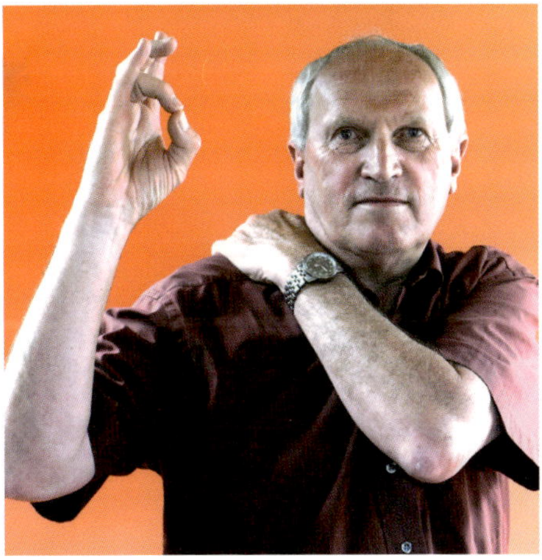
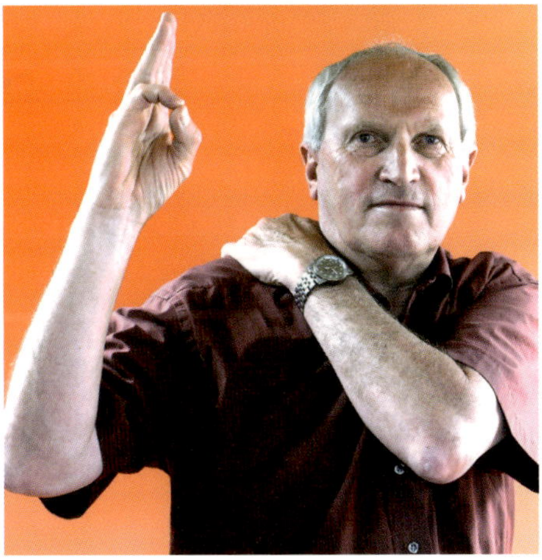

Und umgekehrt: *rechte Hand* auf **linke Schulter**, *linke Hand*: **Ring zwischen Daumen und Zeigefinger, Daumen und Mittelfinger, Daumen und Ringfinger und Daumen und kleinem Finger.**

## Fieber

Fieber kann sehr anstrengend und kräfteraubend sein. Sie können zur Unterstützung des Körpers die gleichen Griffe anwenden wie bei Erkältung/Grippe.

Die Jin Shin Jyutsu-Wadenwickel-Variante ist: einfach **beide Waden halten** – oder sich halten lassen.

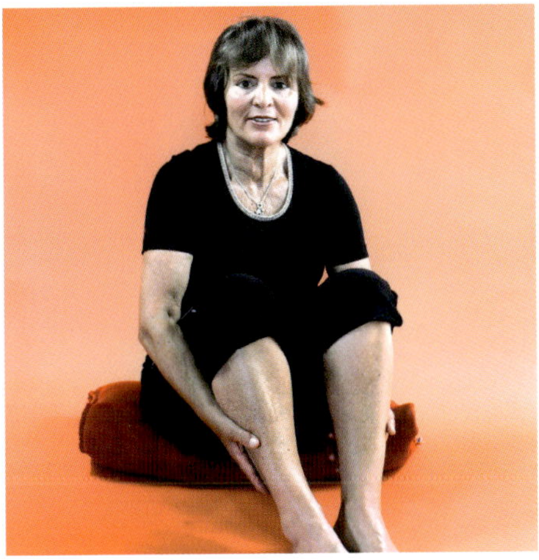

## Frieren

Wenn Sie frieren, machen Sie einen **Ring zwischen Daumen und Zeigefinger**, indem Sie den Daumen auf den Zeigefingernagel legen.

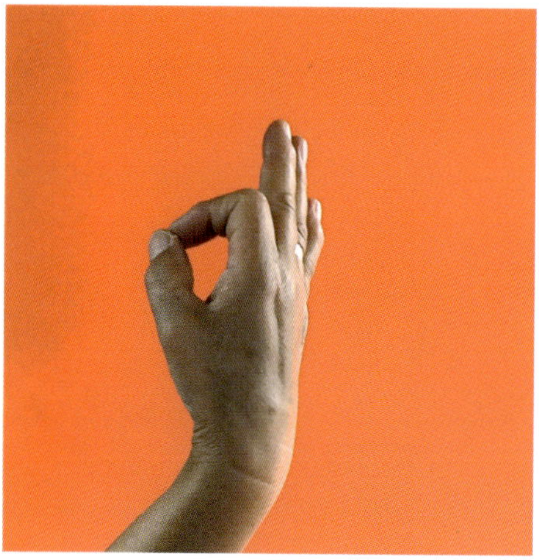

Oder halten Sie sich die **Waden**.

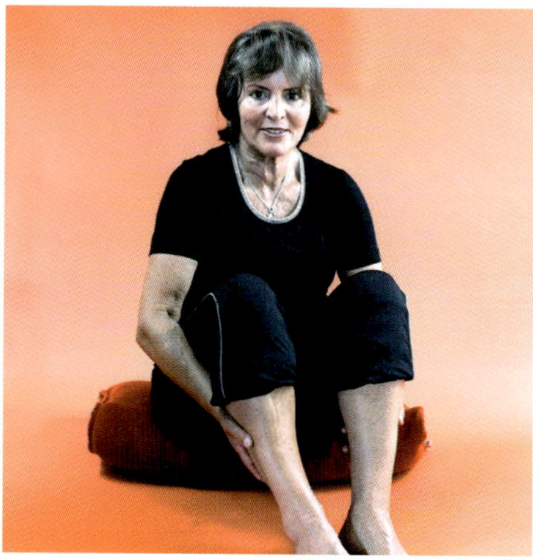

Bei kalten Füßen abends im Bett legen Sie einfach Ihre **Hände in die Leisten**.

## Gallenbeschwerden

Bei Gallenbeschwerden können Sie sich folgendermaßen helfen:

Legen Sie die *linke Hand* auf die **rechte Seite des Bauchs unterhalb des letzten Rippenbogens** und die rechte Hand an die Innenseite des linken Ellenbogens.

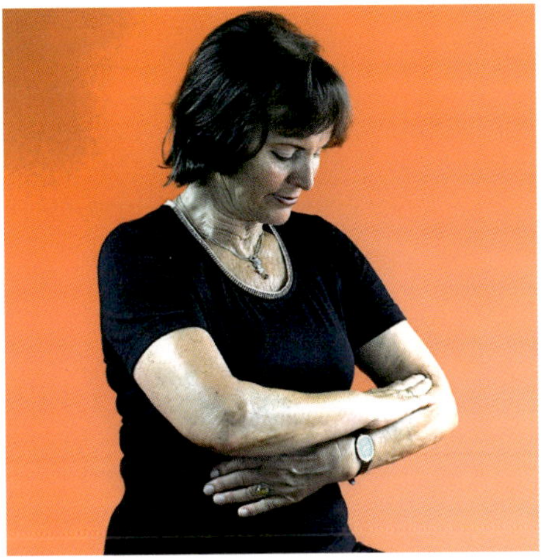

Oder legen Sie Ihre **Hände auf den Rücken unterhalb der letzten Rippenbögen**.

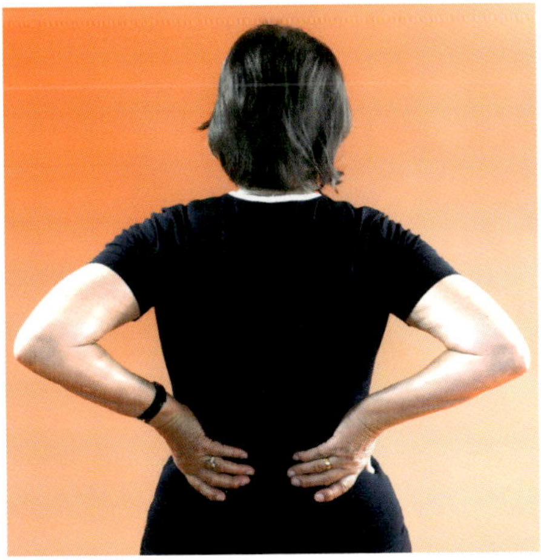

**Zugehöriger Finger: Mittelfinger**

## Haarausfall

**Setzen Sie sich so oft wie möglich auf Ihre Hände**: „Stilles Erneuern".

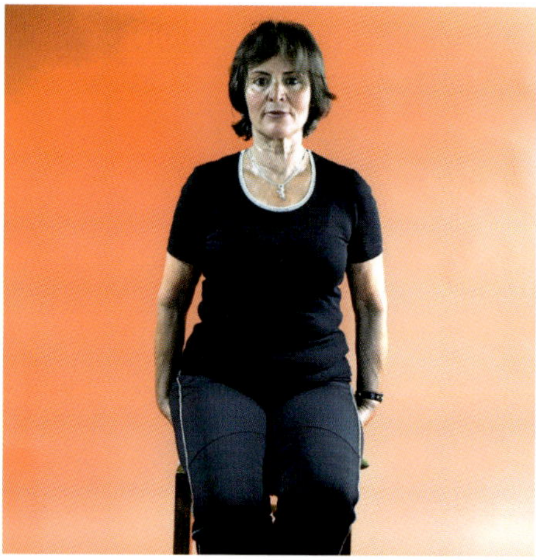

Oder legen Sie eine Hand in den **Nacken**, die andere Hand ans **Steißbein**.

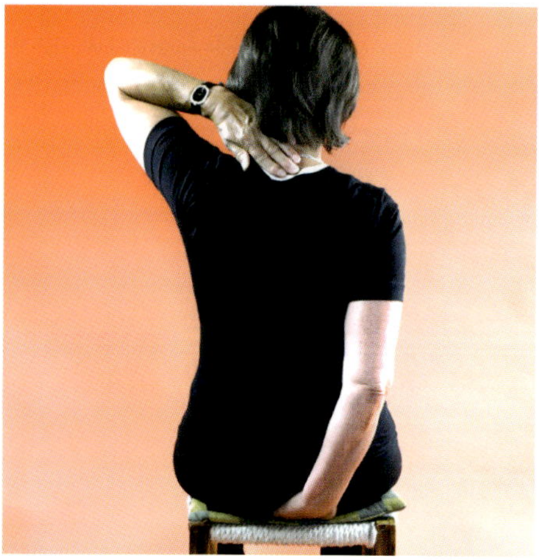

## Hals (steif)

Legen Sie die *rechte Hand* auf die **linke Schulter**, zwischen dem oberen Ende des Schulterblattes und der Wirbelsäule, und die *linke Hand* in die **linke Leiste**.

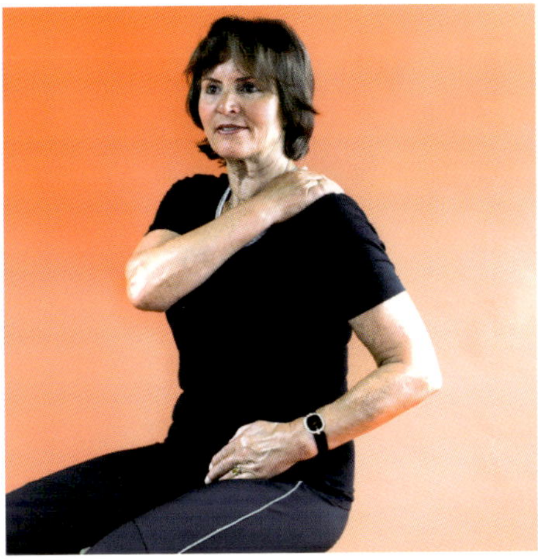

Und umgekehrt: *linke Hand* auf **rechte Schulter**, *rechte Hand* in **rechte Leiste**.

**Zugehöriger Finger: Mittelfinger**

## Halsschmerzen

Bei Halsschmerzen legen Sie die *rechte Hand* auf die **linke Wange unterhalb des Wangenknochens** und die *linke Hand* **unter das linke Schlüsselbein**.

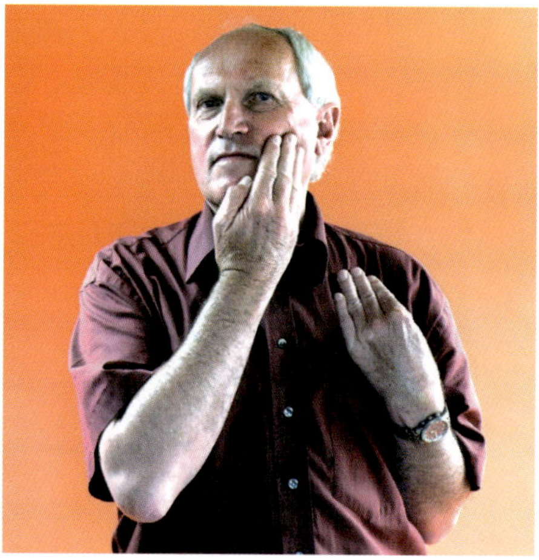

Und umgekehrt: *linke Hand* auf **rechte Wange**, *rechte Hand* **unter rechtes Schlüsselbein**.

Oder legen Sie die *rechte Hand* auf die **linke Schulter**, zwischen dem oberen Ende des Schulterblattes und der Wirbelsäule, und die *linke Hand* in die **linke Leiste**.

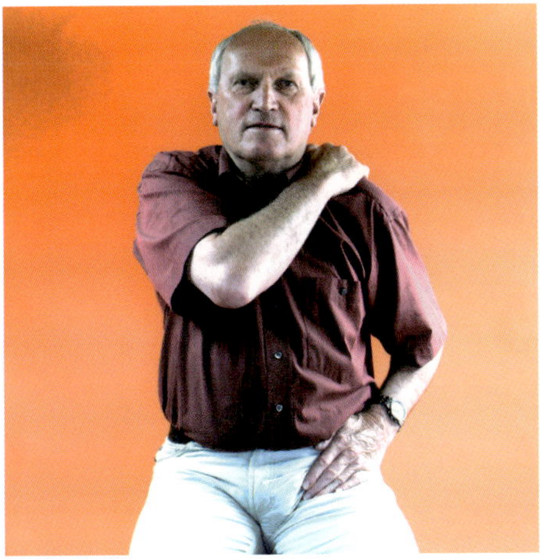

Und umgekehrt: *linke Hand* auf **rechte Schulter**, *rechte Hand* in **rechte Leiste**.

**Zugehöriger Finger: Daumen**

## Hautprobleme

Zur Harmonisierung der Haut im Allgemeinen **halten Sie immer wieder der Reihe nach Ihre Finger.**

Oder halten Sie die **Innenseiten der Knie überkreuz**.

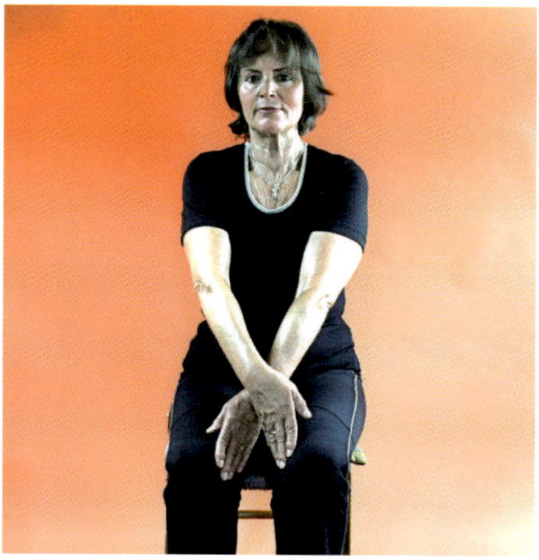

Oder legen Sie die *linke Hand* auf die **linke Seite des Bauchs unter den letzten Rippenbogen** und die *rechte Hand* unter das **linke Schlüsselbein**.

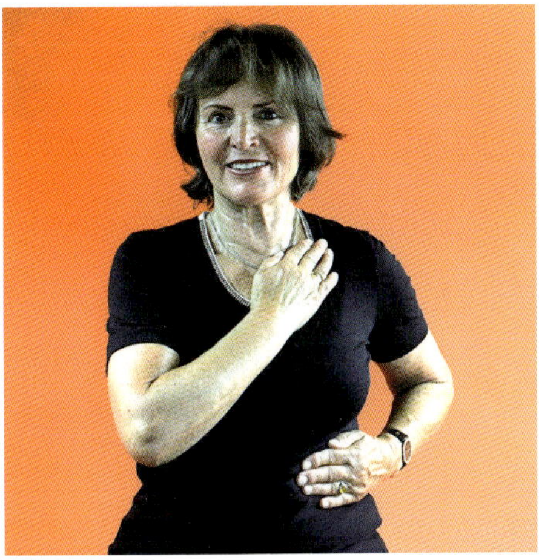

Und umgekehrt: *rechte Hand* auf **rechte Bauchseite unterhalb des letzten Rippenbogens**, *linke Hand* unter **rechtes Schlüsselbein**.

**Zugehöriger Finger: Ringfinger**

## Herzbeschwerden

Um Ihre Herzfunktionen zu stärken und zu harmonisieren, halten Sie die **Innenseite ihrer Oberarme**.

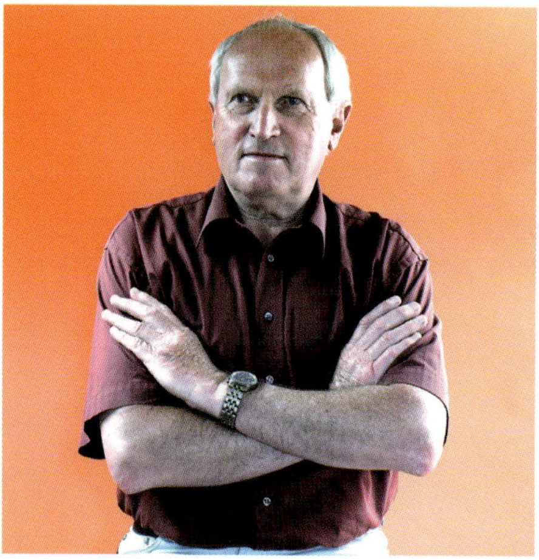

Oder legen Sie Ihre **Hände in die Leisten**.

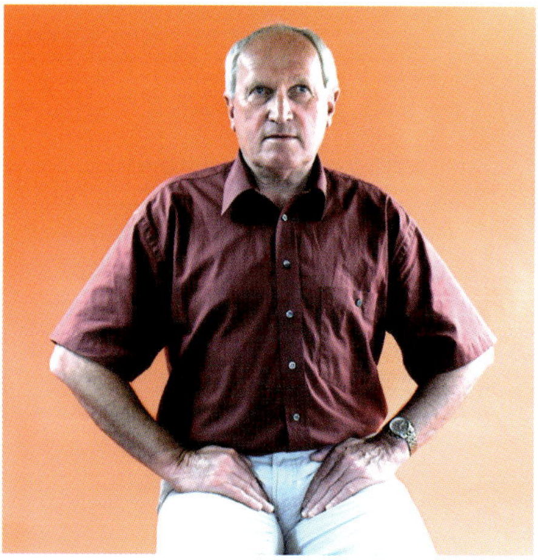

**Zugehöriger Finger: kleiner Finger**

## Hormone

Zur Harmonisierung des Hormonhaushalts legen Sie die **Hände überkreuz auf den Brustkorb** (knapp unterhalb der 3. Rippe).

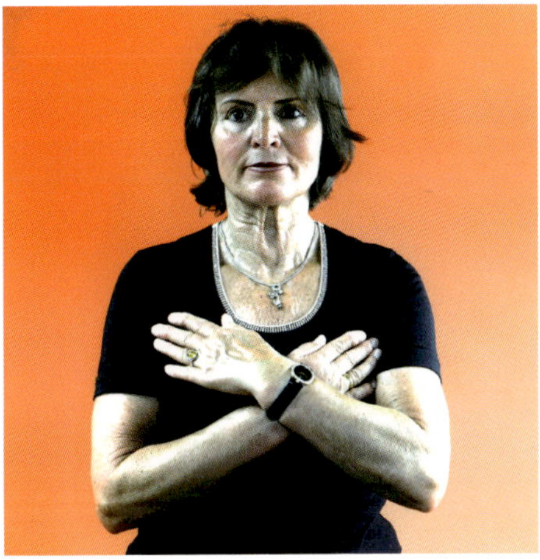

Sehr unterstützend ist auch der **Zentralstrom** (S.31-35).

## Hörstörungen

Halten Sie sich die **Außenseite der Fersen** unterhalb der Knöchel.

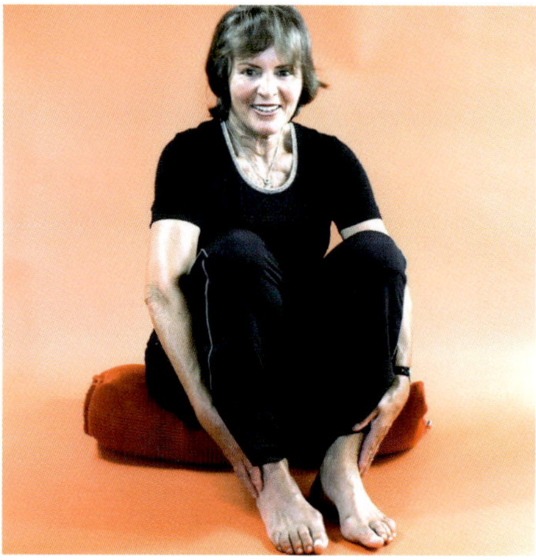

Oder halten Sie den *linken Mittelfinger* so, dass der **rechte Daumen auf der Rückseite** des Fingers liegt und die **restlichen Finger auf der Vorderseite**.

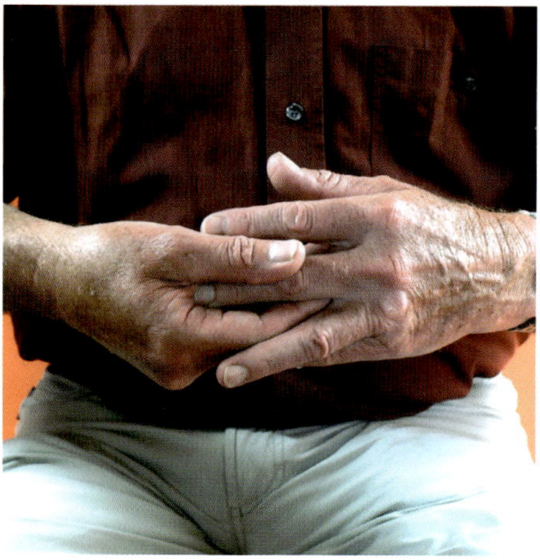

**Zugehöriger Finger: kleiner Finger**

## Hüftprobleme

Bei Hüftbeschwerden, Beckenschiefstand und künstlicher Hüfte legen Sie Ihre *linke Hand* an die **linke Fußwölbung an der Innenseite des Fußes** und die *rechte Hand* auf den **Rücken oberhalb des rechten Beckenknochens**.

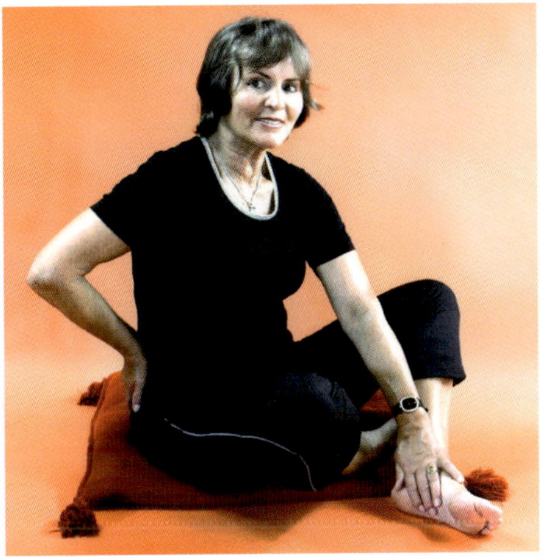

Und umgekehrt: *rechte Hand* an rechte **Fußwölbung an der Innenseite des Fußes** und *linke Hand* auf den **Rücken oberhalb des linken Beckenknochens**.

Oder legen Sie eine Hand in den **Nacken**, die andere Hand ans **Steißbein**.

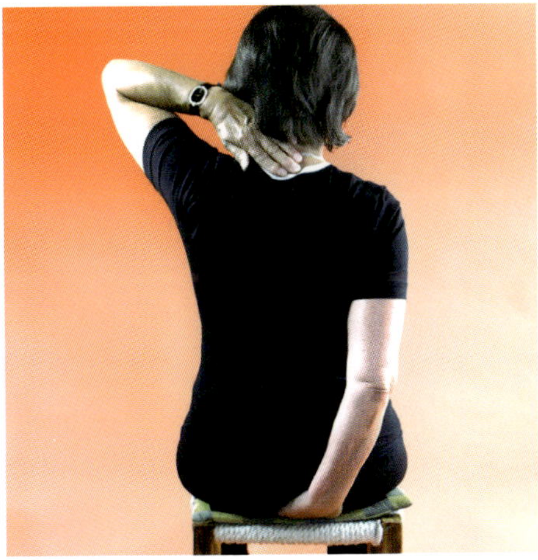

## Husten

Um den Husten zu lindern, legen Sie **beide Hände nebeneinander auf den Brustkorb**.

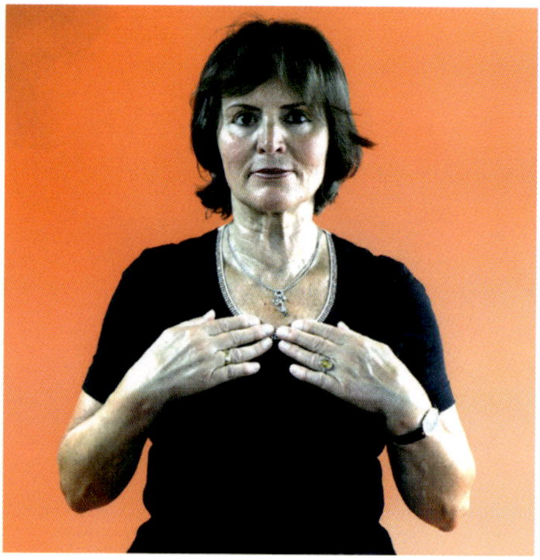

Oder legen Sie die *rechte Hand* auf die **linke Schulter** (zwischen oberer Ecke des Schulterblattes und Wirbelsäule) und die *linke Hand* in die **linke Leiste**.

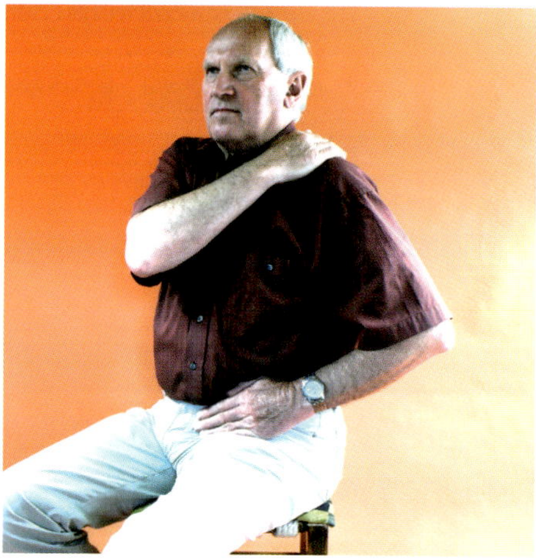

Und umgekehrt: *linke Hand* auf **rechte Schulter** und *rechte Hand* in **rechte Leiste**.

**Zugehöriger Finger: Ringfinger**

## Immunschwäche

Zur Unterstützung des Immunsystems stehen Ihnen einige Möglichkeiten zur Verfügung:

1. Das Halten der Finger, der Reihe nach.
2. Der Zentralstrom (S.31-35)
3. Der Vermittlerstrom (Seite 37f.).
4. Legen Sie die *rechte Hand* auf die linke Schulter (zwischen oberer Ecke des Schulterblattes und Wirbelsäule) und die *linke Hand* in die linke Leiste.

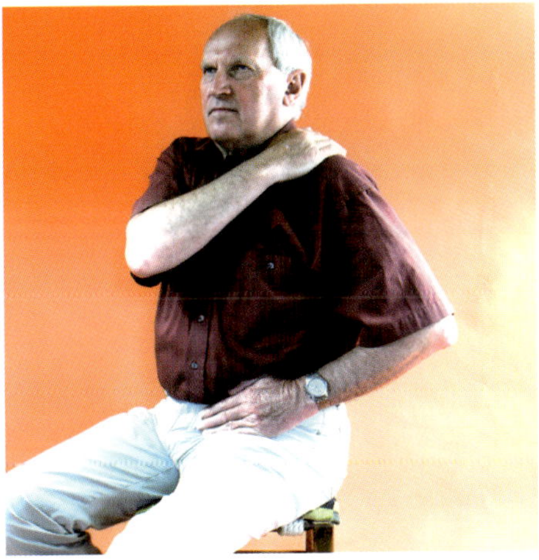

Und umgekehrt: *linke Hand* auf **rechte Schulter** und *rechte Hand* in **rechte Leiste**.

5. Halten Sie die **Innenseiten Ihrer Ellenbogen**.

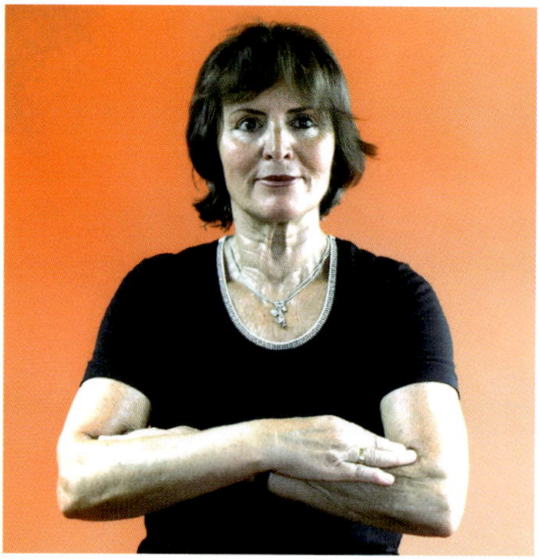

## Impotenz

Legen Sie eine Hand in den **Nacken**, die andere Hand ans **Steißbein**.

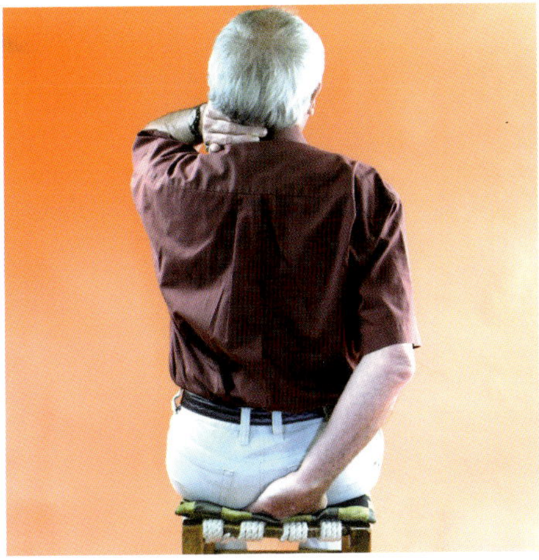

Oder legen Sie ihre Hände auf den **Rücken unterhalb des letzten Rippenbogens**.

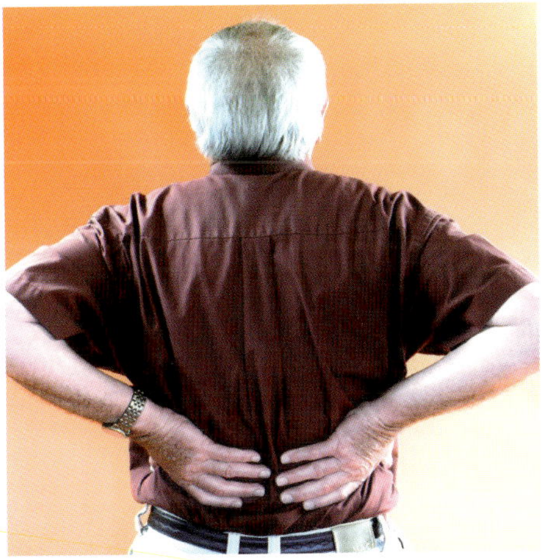

**Zugehöriger Finger: Zeigefinger**

## Ischias

Bei Ischiasschmerzen hat sich folgende Kombination von Griffen sehr bewährt:

1. Halten Sie Ihre **Ellenbeugen**.

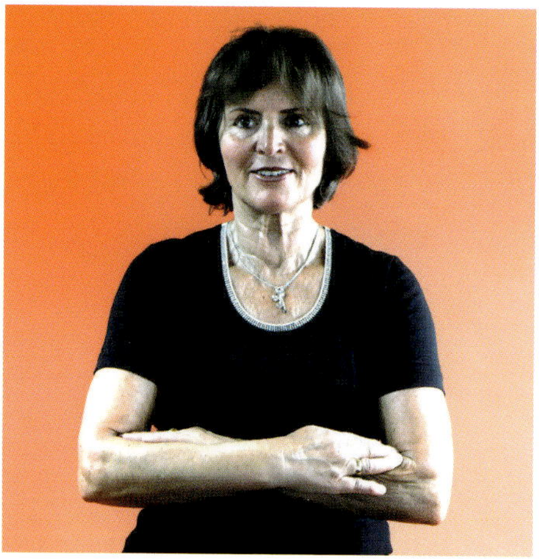

2. Lege Sie die *rechte Hand* in die **Mitte des linken Nackens** und die *linke Hand* unter die **linke Pohälfte**.

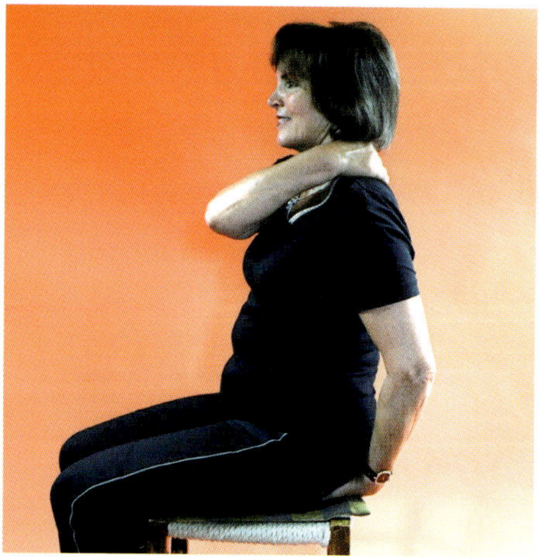

Und umgekehrt: *linke Hand* in die Mitte des rechten Nackens, *rechte Hand* unter rechte Pohälfte.

**Zugehöriger Finger: Mittelfinger**

## Karpaltunnelsyndrom

Bei Beschwerden an der rechten Hand legen Sie die *linke Hand* auf die **rechte Schulter** (zwischen oberer Ecke des Schulterblattes und Wirbelsäule) und die *rechte Hand* in die **rechte Leiste**.

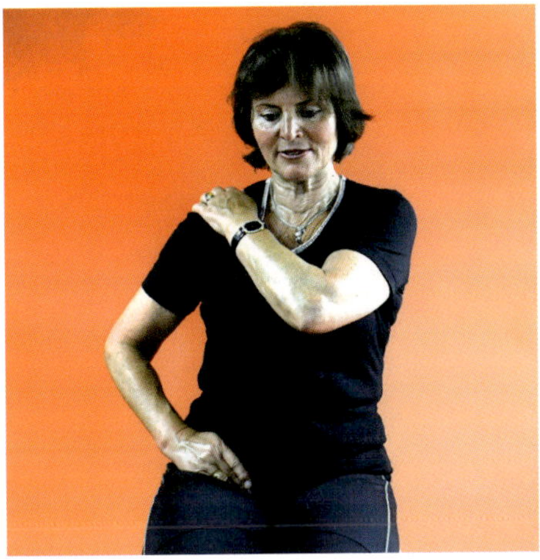

Bei Beschwerden an der linken Hand: *rechte Hand* auf **linke Schulter** und *linke Hand* in **linke Leiste**.

Machen Sie den **Betreuerstrom** auf der Körperseite, an der die Beschwerden liegen. (Seite 35ff.)

**Zugehöriger Finger: Zeigefinger**

## Knieprobleme

Halten Sie die **Innenseiten der Knie überkreuz**.

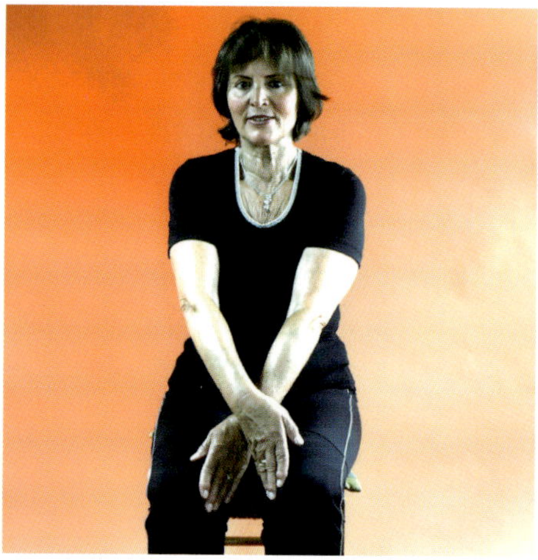

Oder halten Sie die **Innenseiten der Oberarme**.

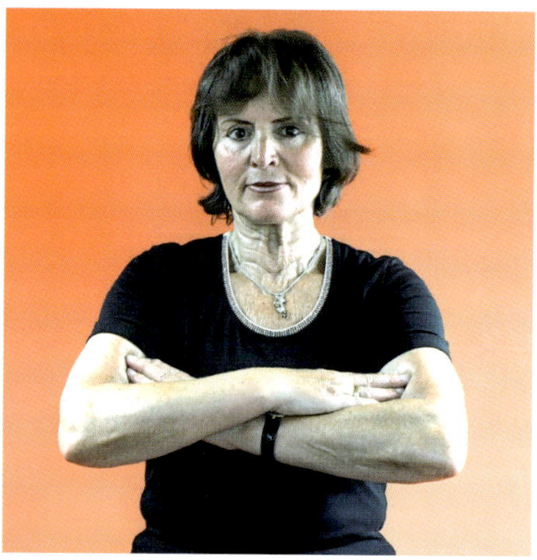

**Zugehöriger Finger: Zeigefinger**

## Knochenbrüche

Bei Knochenbrüchen kann man den Heilungsprozess unterstützen, indem man **beide Hände in die Leisten** legt.

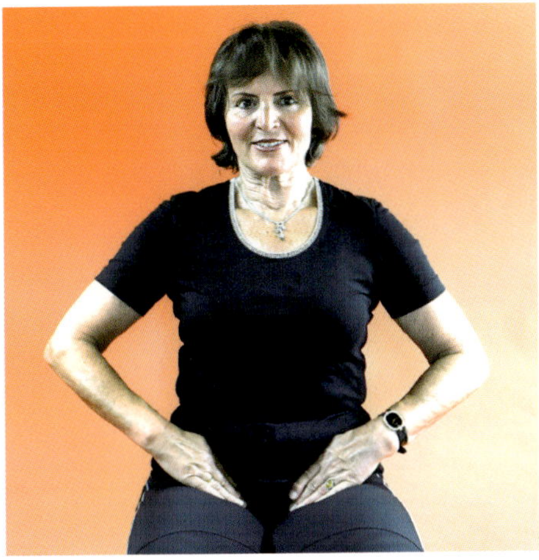

**Dieser Griff hilft auch vor und nach Operationen!**

## Kopfschmerzen

Um Kopfschmerzen zu lindern, halten Sie einfach die **Innenseiten Ihrer Knie überkreuz**.

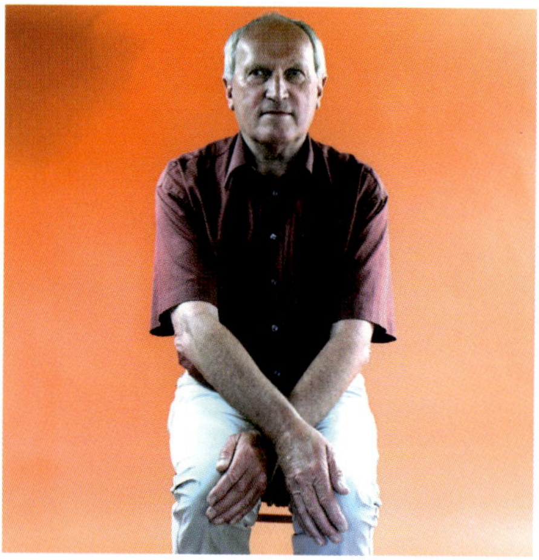

Oder halten Sie Ihre **Fersen** – oder lassen Sie sie halten.

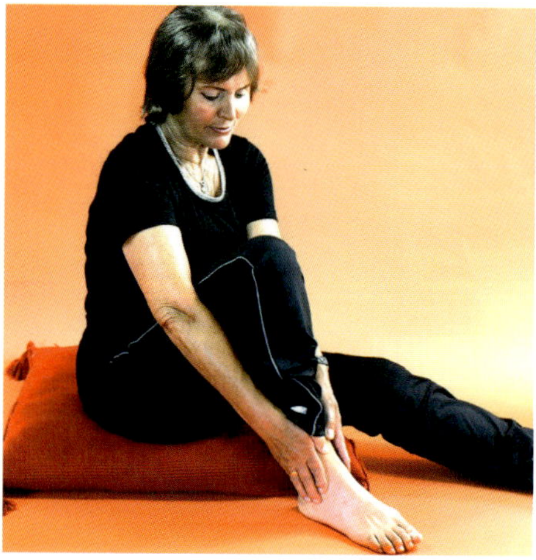

Oder legen Sie eine Hand in den **Nacken**, die andere Hand zuerst unter den **linken**, dann unter den **rechten Wangenknochen**.

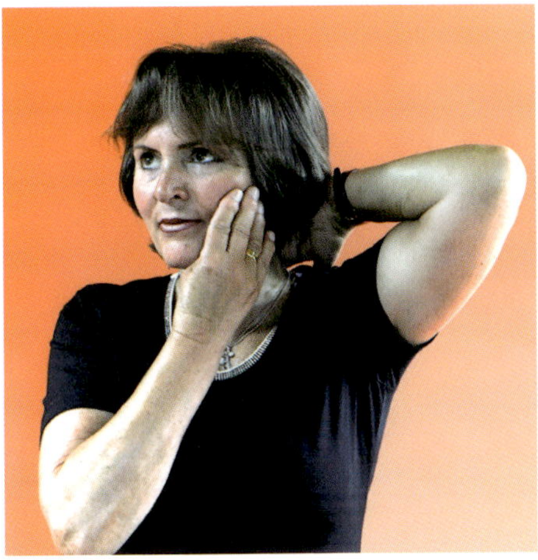

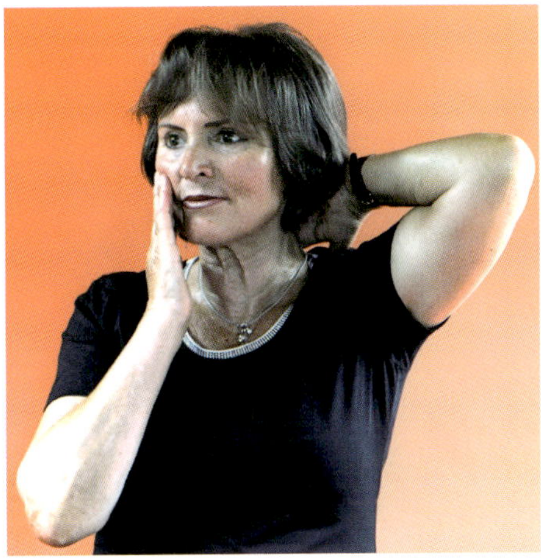

**Zugehöriger Finger: Daumen**

## Krampfadern

Legen Sie Ihre Hände in die **Leiste**.

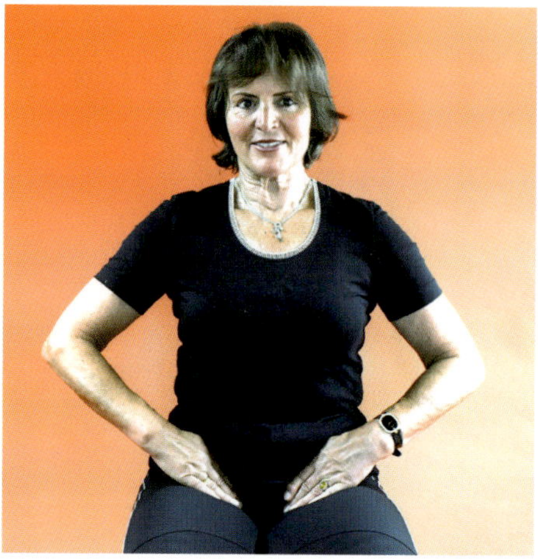

**Zugehöriger Finger: Ringfinger**

## Krebs

Bei allen Arten von Krebs ist es wichtig, Körper, Seele und Geist von Grund auf zu stärken.

1. Geben Sie sich jeden Tag eine große Umarmung und machen Sie die **36 Atemzüge**. (Seite 17)
2. Halten Sie regelmäßig Ihre **Finger**. (Seite 20-26)
3. Machen Sie am besten jeden Tag den **Zentralstrom**. (Seite 31-35)
4. Und legen Sie so oft wie möglich die Hände in die **Leisten.** Das bringt Ihnen Freude, Lachen, Glücklichsein ins Leben.

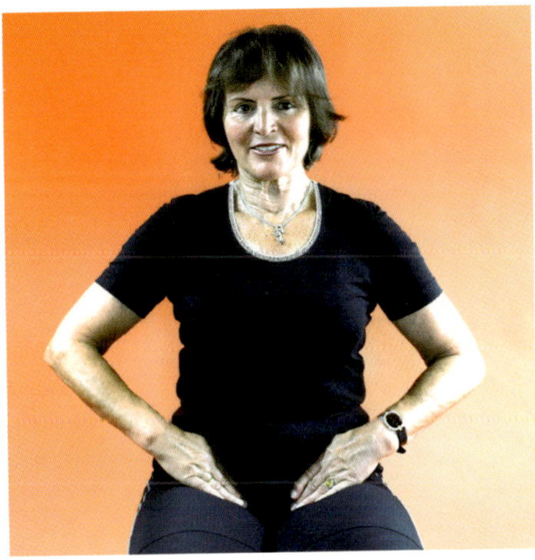

## Kreislaufschwäche

Bei Kreislaufproblemen halten Sie die **Innenseiten Ihrer Oberarme**.

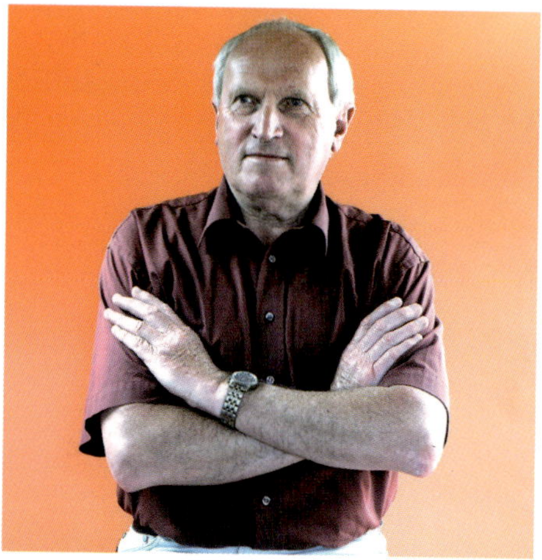

**Zugehöriger Finger: kleiner Finger**

## Lähmungen

Folgender Griff löst innere und äußere Bewegungslosigkeit, hilft bei Lähmungen und Verfestigungen im Körper:

Legen Sie die *linke Hand* an die **Außenseite der linken Ferse** (unterhalb des Knöchels) und die *rechte Hand* an die **Außenseite des linken Knies**.

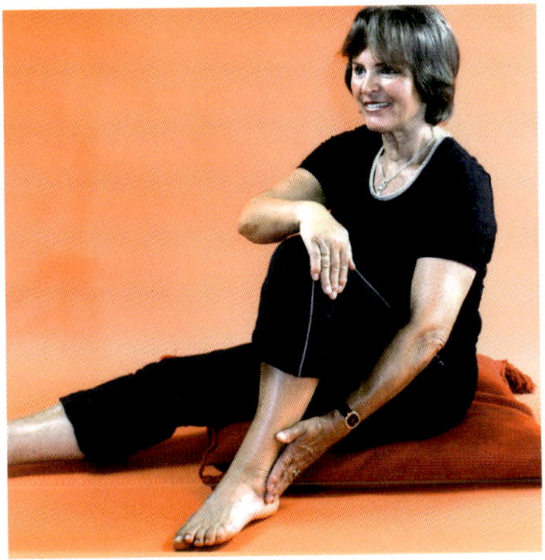

Und umgekehrt: *rechte Hand* an **rechte Ferse**, *linke Hand* an die **Außenseite des rechten Knies**.

Bei **Gesichtslähmung und Nervenschmerzen im Gesicht:**

Legen Sie eine Hand in die Mitte des **Nackens**, die andere Hand ans **Steißbein**.

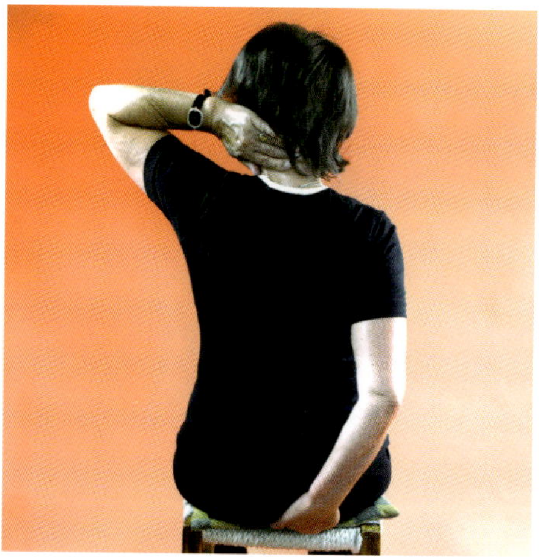

**Zugehöriger Finger: Mittelfinger**

## Leberbeschwerden

Legen Sie die *linke Hand* auf die **rechte Seite des Bauches unterhalb des letzten Rippenbogens** und die *rechte Hand* in die **linke Ellenbeuge**.

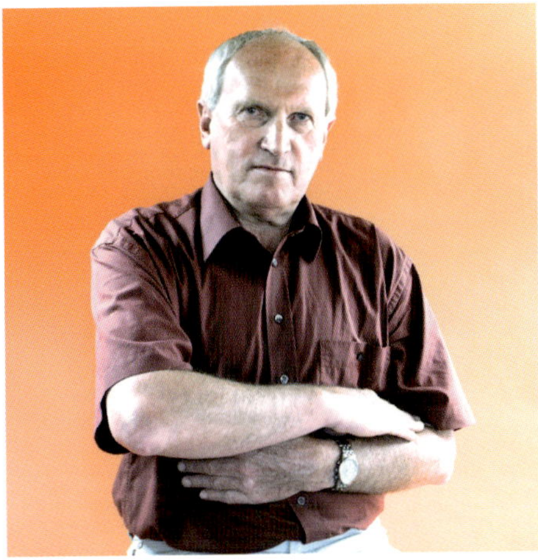

Oder legen Sie die *linke Hand* in den **linken Nacken** unterhalb des Schädelknochens und die *rechte Hand* unter das **rechte Schlüsselbein**.

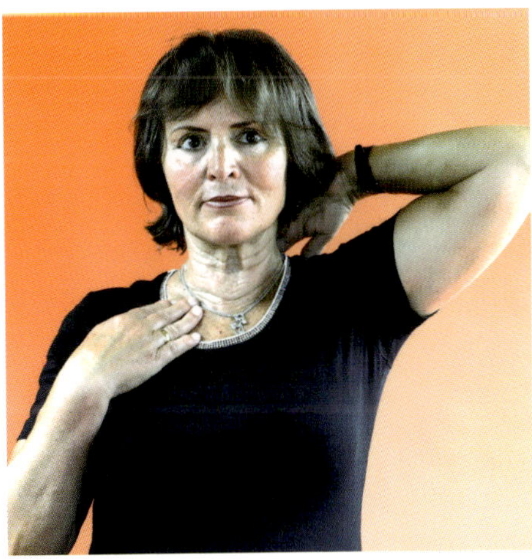

**Zugehöriger Finger: Mittelfinger**

## Leistenbruch

Wenn die linke Leiste betroffen ist, legen Sie die *rechte Hand* auf die **linke Schulter** und die *linke Hand* in die **linke Leiste**.

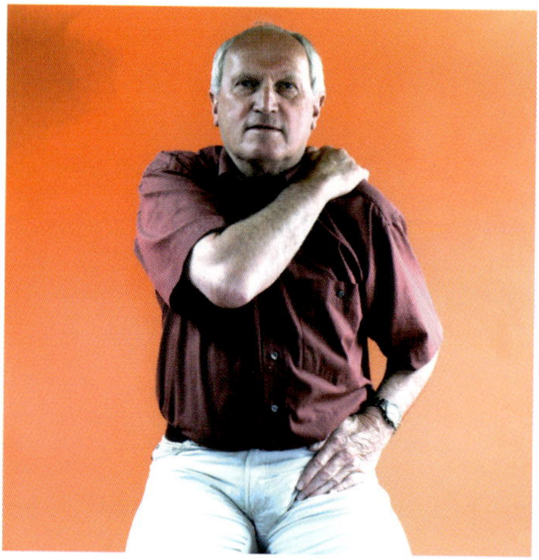

Und umgekehrt: Wenn die rechte Leiste betroffen ist *linke Hand* auf die **rechte Schulter**, *rechte Hand* in die **rechte Leiste**.

**Zugehöriger Finger: Zeigefinger**

## Lungenprobleme

Um Ihre Lunge zu stärken und zu unterstützen, haben Sie folgende Möglichkeiten:

Legen Sie die *rechte Hand* auf die **linke Seite des Bauchs unterhalb des letzten Rippenbogens** und die *linke Hand* in die **rechte Ellenbeuge**.

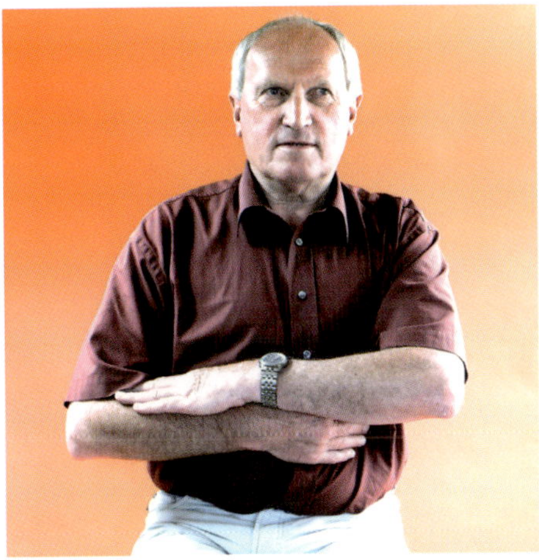

Und umgekehrt: *linke Hand* auf die **rechte Bauchseite unterhalb des letzten Rippenbogens**, *rechte Hand* in **linke Ellenbeuge**.

Oder halten Sie **überkreuz die Innenseiten Ihrer Knie**.

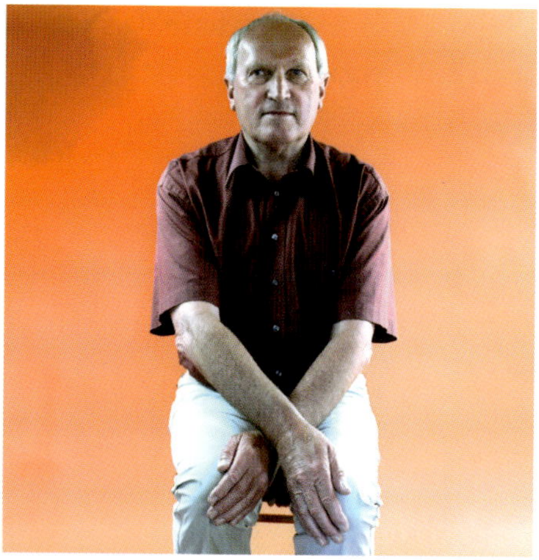

**Zugehöriger Finger: Ringfinger**

## Magenprobleme

Bei Magenproblemen halten Sie **überkreuz die Innenseiten der Knie**.

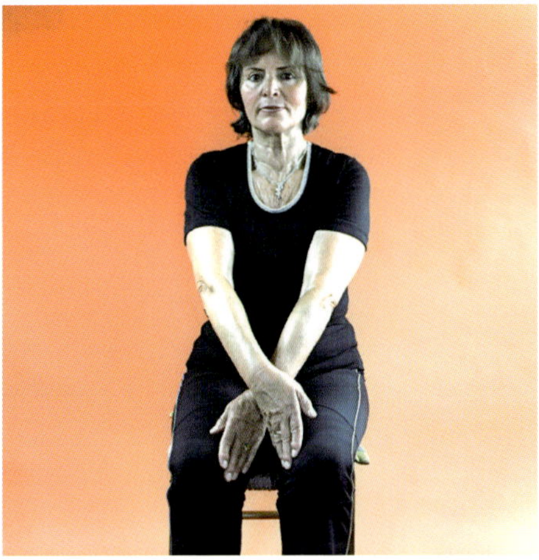

Oder legen Sie die *rechte Hand* auf die **linke Bauchseite unterhalb des letzten Rippenbogens** und die *linke Hand* an die **Innenseite des rechten Oberschenkels** (ungefähr eine Handbreit oberhalb des Knies).

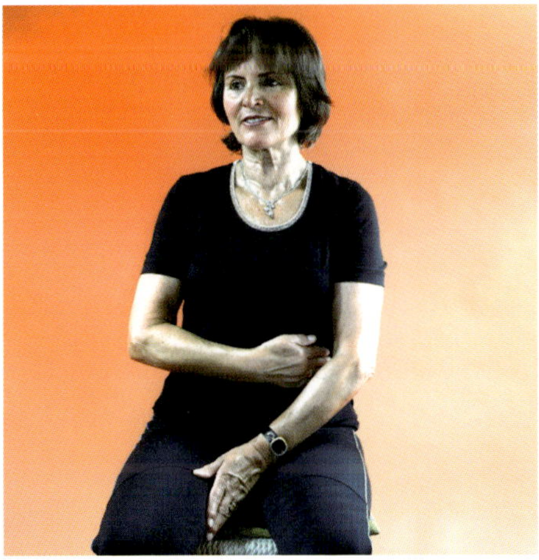

Und umgekehrt: *linke Hand* auf die **rechte Bauchseite unterhalb des letzten Rippenbogens**, *rechte Hand* an die **Innenseite des linken Oberschenkels**.

**Zugehöriger Finger: Daumen**

## Milz

Um die Milz zu stärken, legen Sie die *rechte Hand* auf die **linke Bauchseite unterhalb des letzten Rippenbogens** und die *linke Hand* unter das **linke Schlüsselbein**.

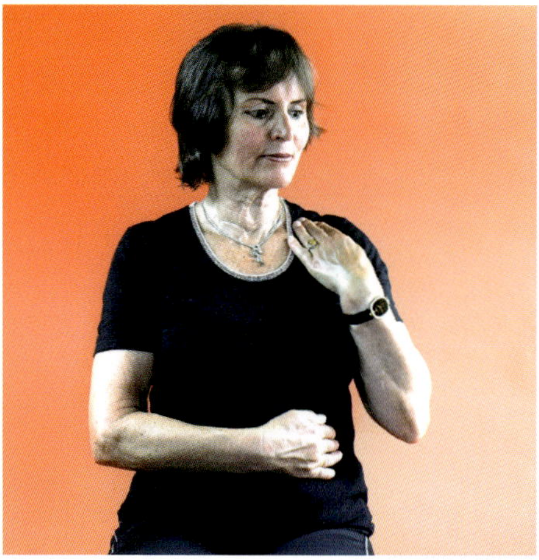

Und umgekehrt: *linke Hand* auf die **rechte Bauchseite unterhalb des letzten Rippenbogens**, *rechte Hand* unter r**echtes Schlüsselbein**.

Oder halten Sie einfach Ihre **Ellenbeugen.**

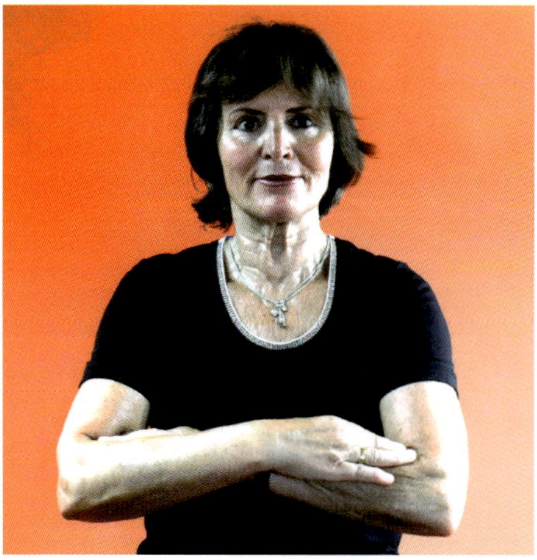

Oder machen Sie den **Milzstrom** (Seite 165-168)
**Zugehöriger Finger: Daumen**

## Mittelohrentzündung

Um Ohrenschmerzen zu lindern, legen Sie eine Hand in den **Nacken**, die anderen Hand auf die **Stirn**.

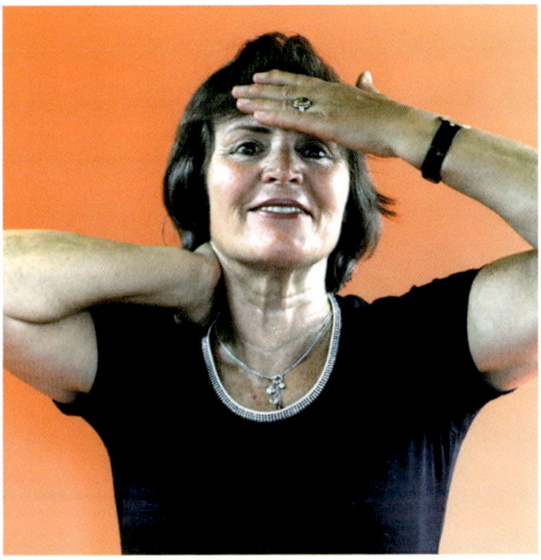

Oder legen Sie **beide Hände überkreuz auf den Brustkorb** knapp unterhalb der dritten Rippe.

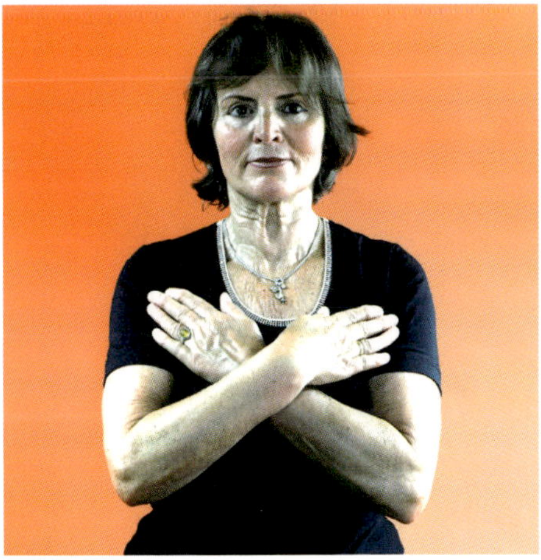

**Zugehöriger Finger: kleiner Finger**

## Nackenverspannung

Um Verspammungen im Nacken zu lösen, legen Sie die *linke Hand* auf die **rechte Schulter** und die *rechte Hand* in die **rechte Leiste**.

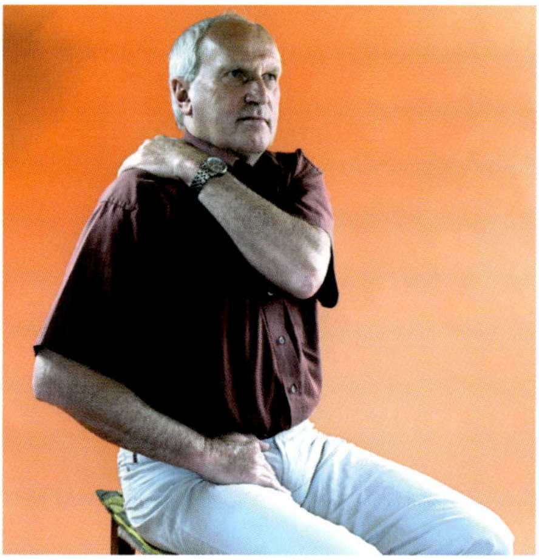

Und umgekehrt: *rechte Hand* auf **linke Schulter**, *linke Hand* in **linke Leiste**.

Oder halten Sie einfach die **Innenseiten Ihrer Oberarme**.

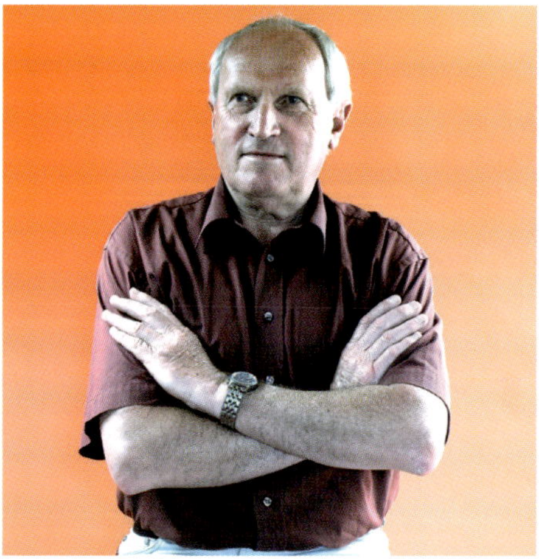

**Zugehöriger Finger: kleiner Finger**

## Nebenhöhlenentzündung

Wenn Sie Probleme mit den Nebenhöhlen haben, können Sie sich folgendermaßen helfen:

1. Legen Sie die *rechte Hand* unter den **linken Wangenknochen** und die *linke Hand* unter das **linke Schlüsselbein**.

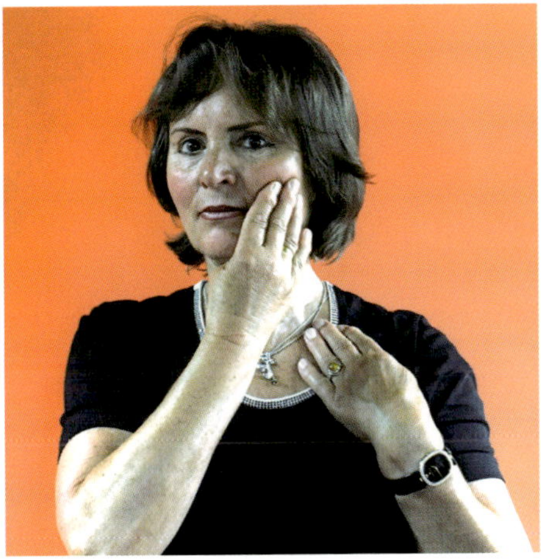

2. Lassen Sie die *rechte Hand* unter dem **linken Wangenknochen** liegen, während die *linke Hand* an die **rechte Seite des Nackens** geht.

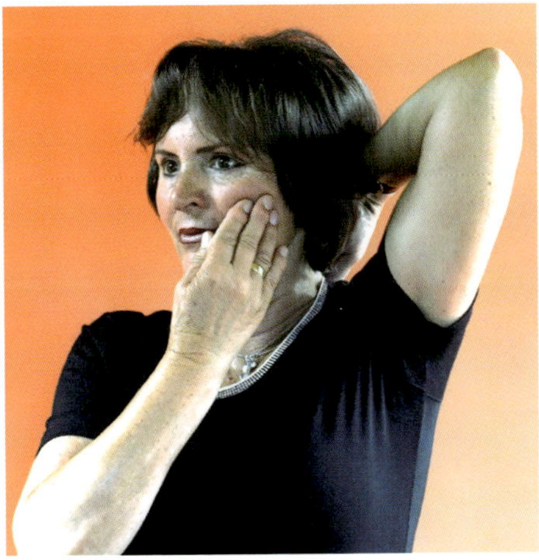

Und umgekehrt:

1. *linke Hand* unter **rechten Wangenknochen**, *rechte Hand* unter **rechtes Schlüsselbein**.
2. *linke Hand* unter **rechten Wangenknochen**, *rechte Hand* an **linke Seite des Nackens**.

**Zugehöriger Finger: kleiner Finger**

## Nierenprobleme

Um Ihre Nieren zu stärken, Problemen vorzubeugen und Entzündungen zu lindern, legen Sie Ihre Hände auf den **Rücken unterhalb des letzten Rippenbogens**.

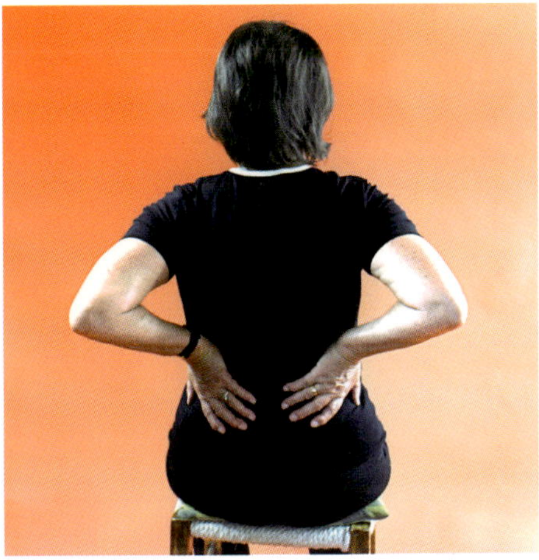

Oder legen Sie Ihre Hände in die **Leisten**.

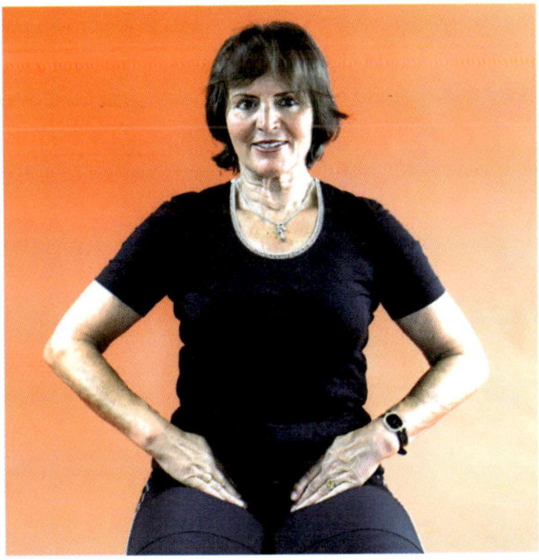

**Zugehöriger Finger: Zeigefinger**

## Osteoporose

Um die Stabilität Ihrer Knochen zu stärken, halten Sie die **Außenseiten Ihrer Knie**.

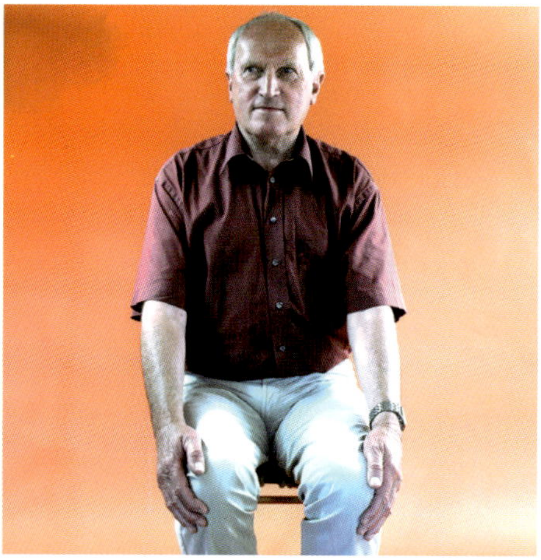

Oder legen Sie Ihre Hände auf den **Rücken unterhalb des letzten Rippenbogens**.

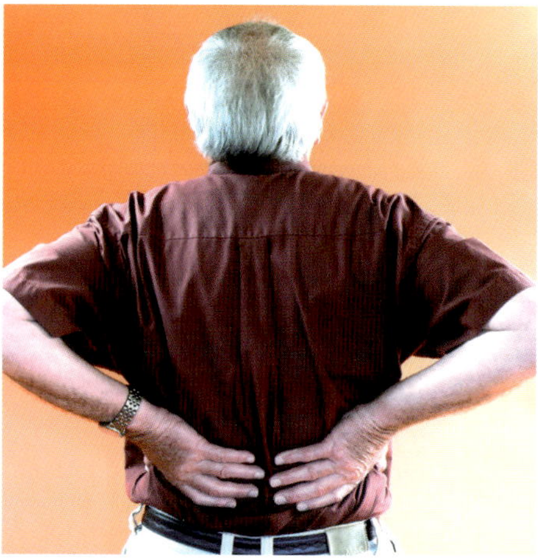

**Zugehöriger Finger: Zeigefinger**

## Parkinson

Halten Sie die **Innenseiten Ihrer Oberarme**.

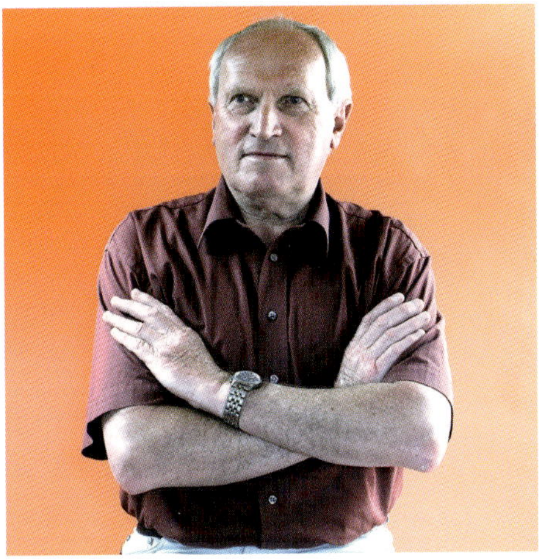

Oder legen Sie die *rechte Hand* an die **Innenseite des linken Oberarmes**, die *linke Hand* auf die **rechte Seite des Brustkorbes** auf der Höhe der dritten Rippe.

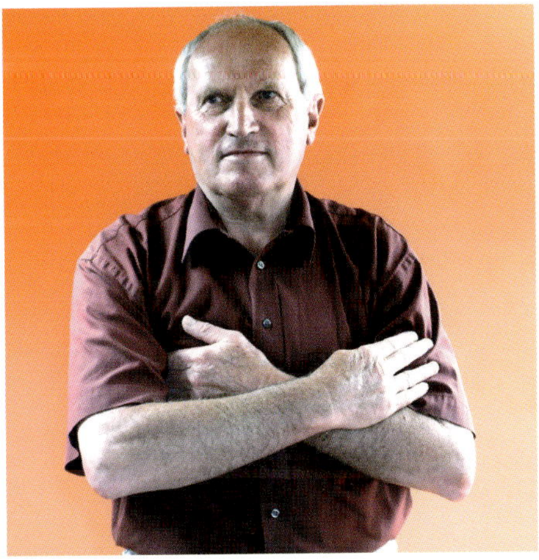

Und umgekehrt: *linke Hand* an die **Innenseite des rechten Oberarmes**, *rechte Hand* auf **linken Brustkorb**.

**Zugehöriger Finger: kleiner Finger**

## Prostata

Legen Sie die Hände **überkreuz auf den Brustkorb**, auf der Höhe der 3. Rippe.

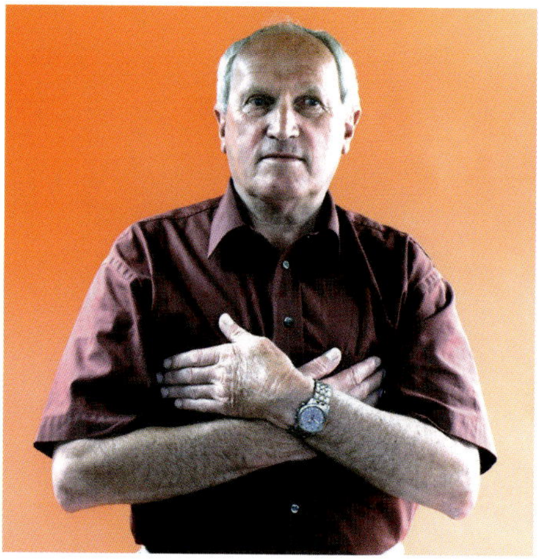

**Zugehöriger Finger: Mittelfinger**

## Rheumatische Erkrankungen

Halten Sie folgende Griffe der Reihe nach:

1. Legen Sie die *linke Hand* in die **Mitte des rechten Nackens** und die *rechte Hand* auf die **linke Schulter**.

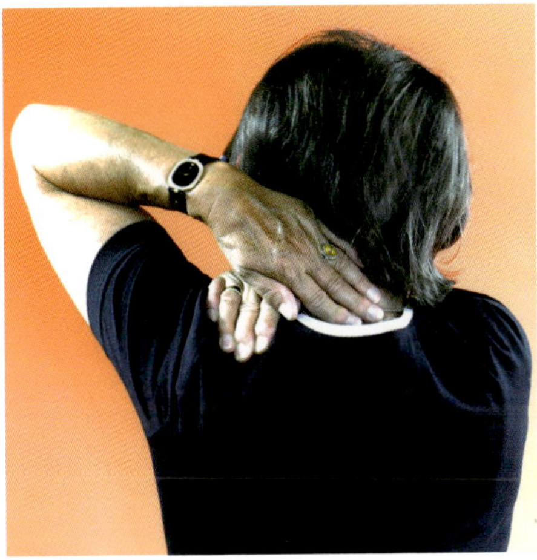

2. Die *rechte Hand* bleibt auf der **linken Schulter**, die *linke Hand geht* auf die **rechte** Seite der **Stirn** oberhalb der Augenbrauen.

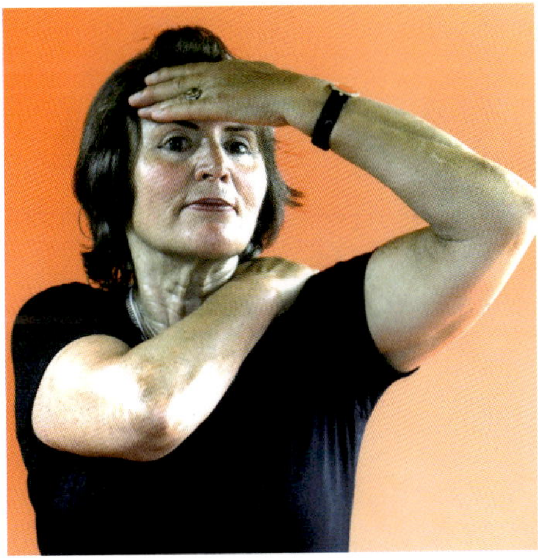

3. Die *rechte Hand* bleibt weiterhin auf der **linken Schulter**, während die *linke* in die Mitte des **linken Nackens** geht.

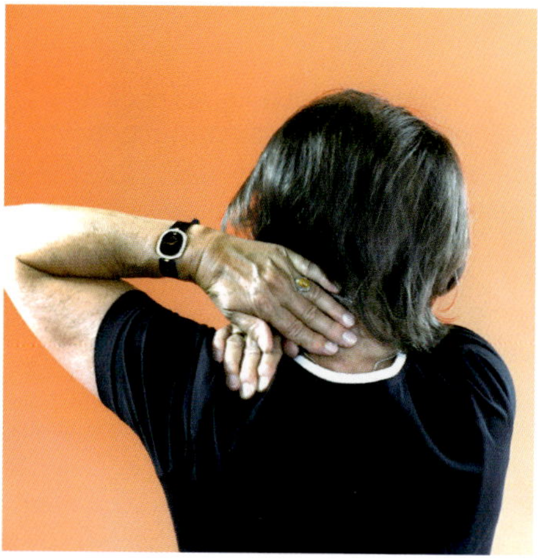

Und umgekehrt:

1. *Rechte Hand* in den **linken Nacken,** *linke Hand* auf die **rechte Schulter**.
2. *Linke Hand* auf die **rechte Schulter**, *rechte Hand* auf die **linke Stirn**.
3. *Linke Hand* auf die **rechte Schulter**, *rechte Hand* in den **rechten Nacken**.

Oder legen Sie Ihre Hände auf den Rücken oberhalb der Beckenknochen.

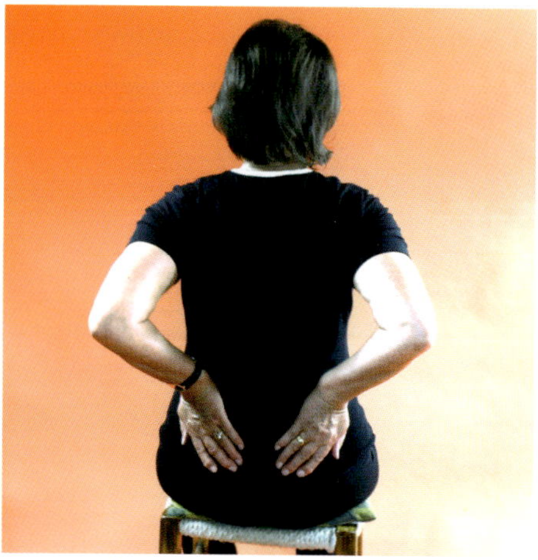

**Zugehöriger Finger: kleiner Finger, Handinnenflächen**

## Rückenschmerzen

Um Rückenschmerzen zu lindern, machen Sie den **Zentralstrom** (Seite 31-35)

Oder legen Sie die **Hände auf den Rücken oberhalb der Beckenknochen**.

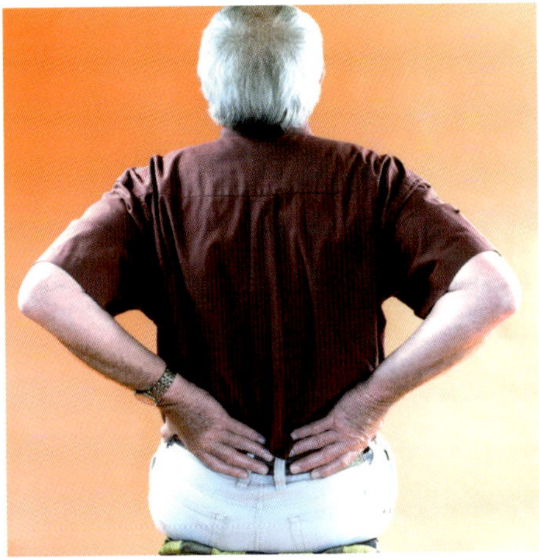

Oder legen Sie die **Hände in die Leisten**.

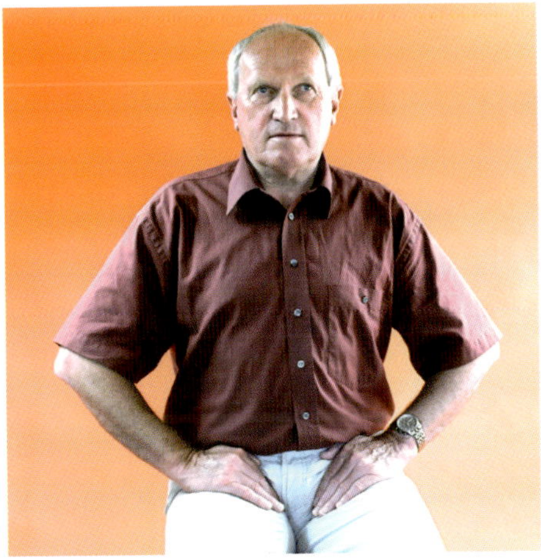

Eine weitere Möglichkeit, Rückenschmerzen zu lindern, ist folgende Fingerposition: **Legen Sie die Nägel des rechten und des linken Mittelfingers aneinander.**

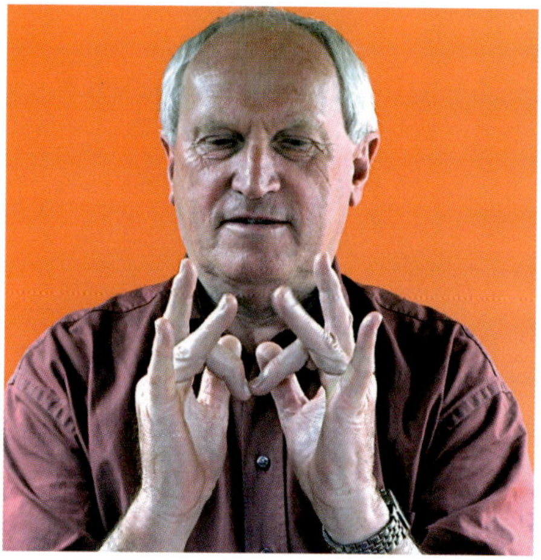

**Zugehöriger Finger: Zeigefinger.**

**Sehr hilfreich bei Rückenschmerzen ist es auch, wenn man sich den Finger – Zehen – Strom strömen lässt !** (Seite 28ff.)

## Schilddrüsenfehlfunktionen

Um die Schilddrüsenfunktionen zu stärken, machen Sie regelmäßig den **Zentralstrom**. (Seite 31-35)

Oder legen Sie die **Hände überkreuz unter die Schlüsselbeine**.

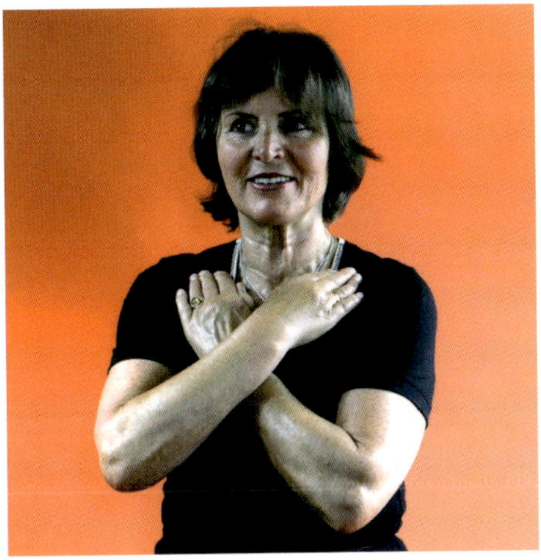

**Zugehöriger Finger: Daumen**

## Schlafstörungen

Hier gibt es wieder mehrere Möglichkeiten. Probieren Sie einfach aus, was am besten hilft.

Halten Sie Ihre **Handgelenke**, nacheinander oder gleichzeitig.

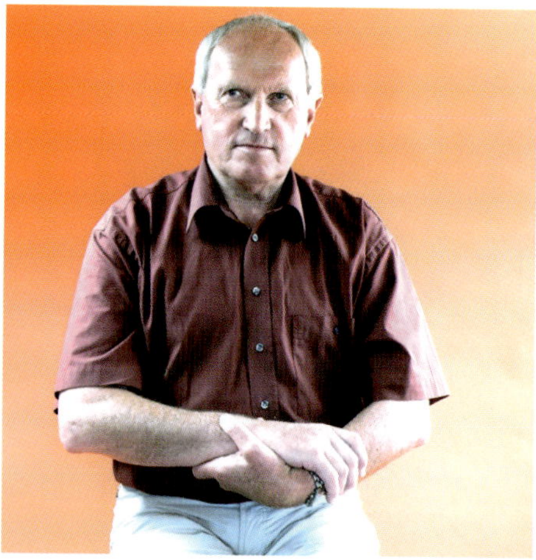

Oder legen Sie Ihre *rechte Hand* in die Mitte des **linken Daumenballens**.

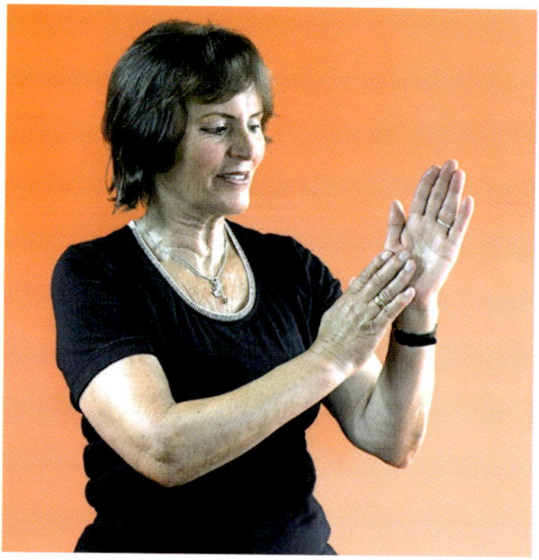

Und umgekehrt: *linke Hand* in die Mitte des **rechten Daumenballens**.

Oder legen Sie Ihre Hände in den **Nacken** unterhalb der Schädelbasis.

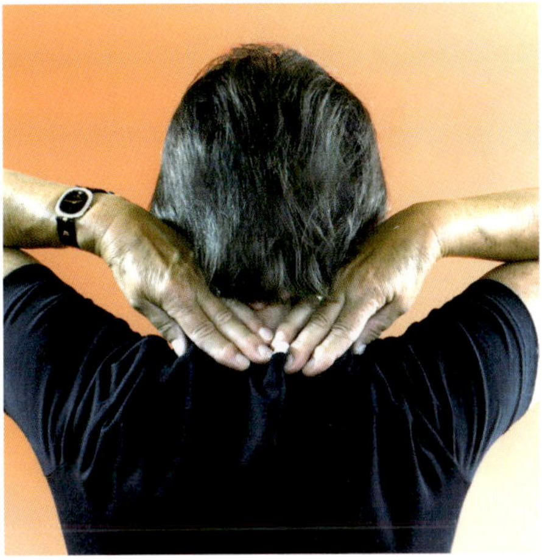

Oder halten Sie die **Innenseite Ihrer Oberarme**.

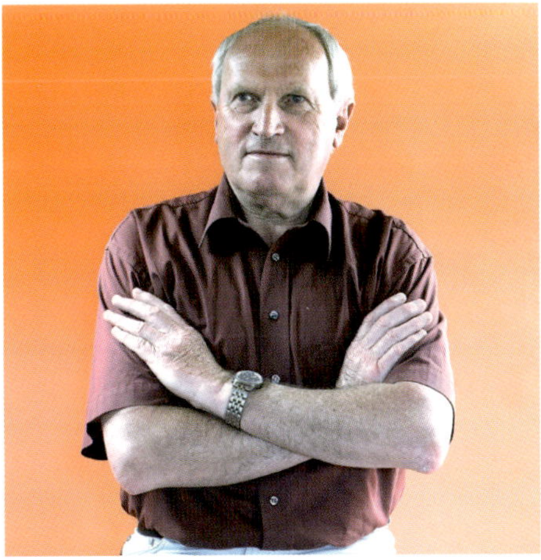

Oder legen Sie Ihre **Hände in die Leisten**.

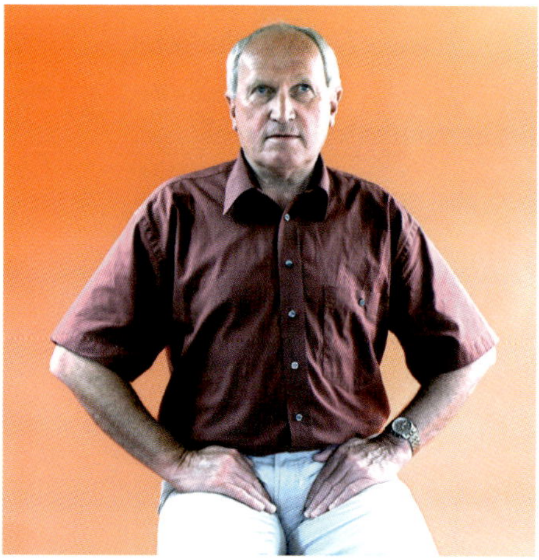

**Zugehöriger Finger: kleiner Finger**

## Schlaganfall

Um sich **nach einem Schlaganfall** selbst wieder zu stärken, empfiehlt sich Folgendes:

**Lassen Sie sich den Finger – Zehenstrom strömen!** (Seite 28ff.)

Oder legen Sie die *linke Hand* an die **Außenseite der linken Ferse**, die *rechte Hand* an die **Außenseite des linken Knies**.

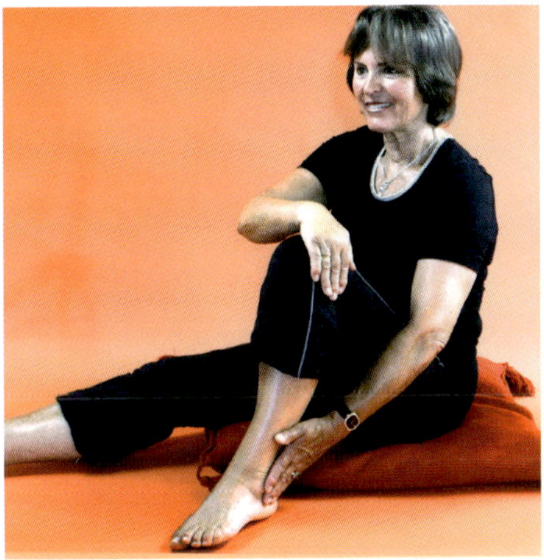

Und umgekehrt: *rechte Hand* an die **rechte Ferse**, *linke Hand* an die **Außenseite des rechten Knies**.

**Um Schlaganfällen vorzubeugen,** haben Sie folgende Möglichkeiten:

Legen Sie die **Hände überkreuz unter die Schlüsselbeine**.

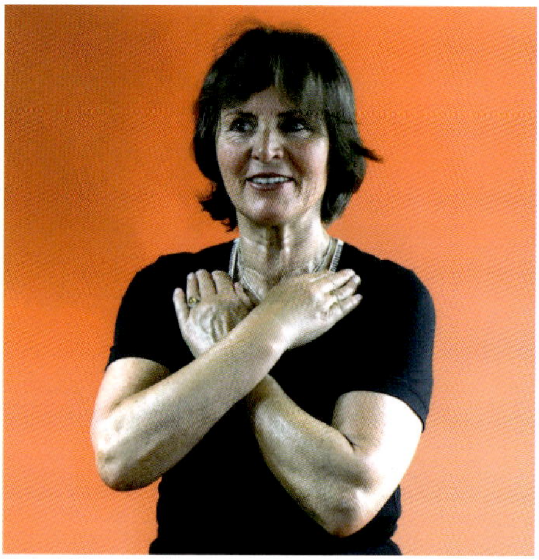

Oder legen Sie eine Hand in den **Nacken**, die andere Hand ans **Steißbein**.

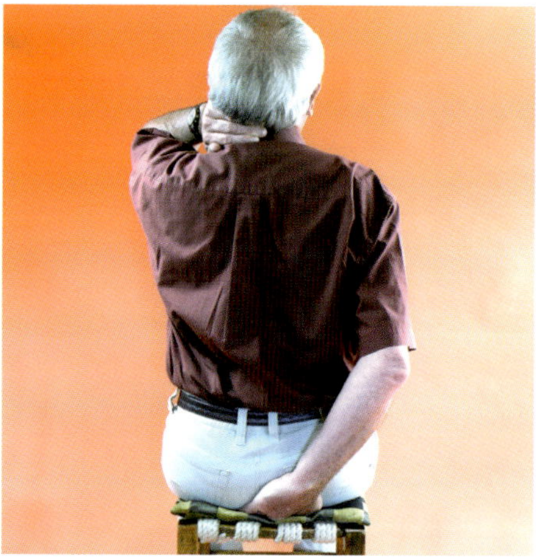

Oder legen Sie die *rechte Hand* auf die **linke Seite des Brustkorbs** auf Höhe der 3. Rippe und die *linke Hand* auf die **Innenseite des rechten Oberarms**.

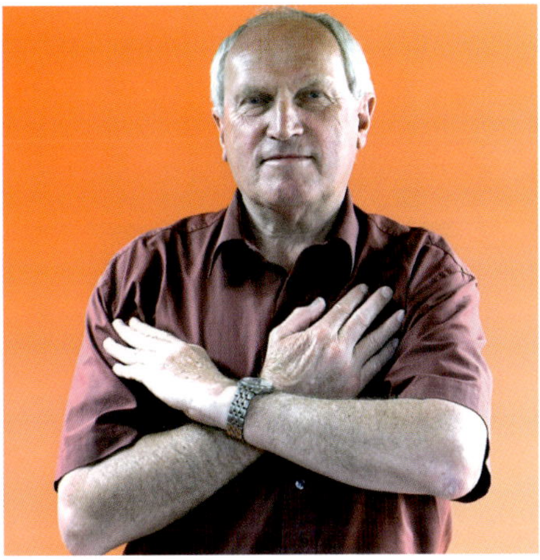

Und umgekehrt: *linke Hand* auf den **rechten Brustkorb**, *rechte Hand* an die **Innenseite des linken Oberarms**.

**Zugehöriger Finger: alle Finger nacheinander**

## Schmerzen

Um Schmerzen zu lindern, halten Sie Ihre **Fersen**. Es ist am bequemsten, wenn Sie die rechte Ferse mit der linken Hand an der Innenseite und der rechten Hand an der Außenseite halten.

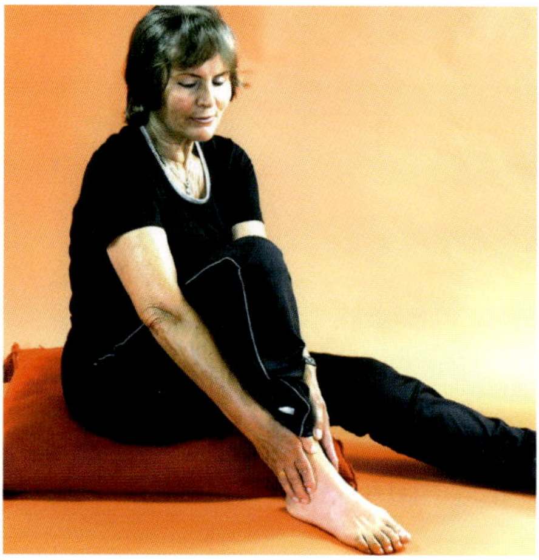

Und danach die linke Ferse mit der rechten Hand an der Ferseninnenseite und mit der linken Hand an der Außenseite.

**Zugehöriger Finger: Zeigefinger**

## Schock

Legen Sie die Hände in den **Nacken** unterhalb der Schädelbasis.

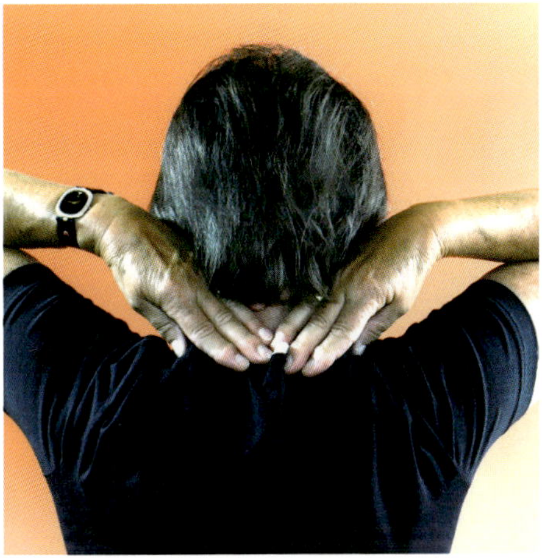

Oder halten Sie die **großen Zehen**.

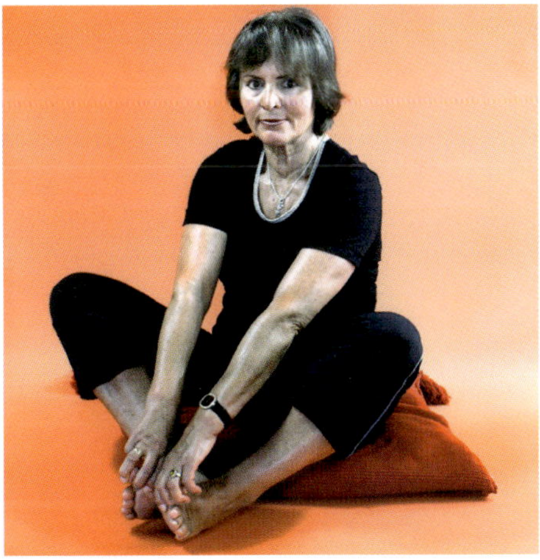

**Zugehöriger Finger: Ringfinger**

## Schulterprobleme

Bei Schmerzen in der **linken Schulter**:

◊ Legen Sie die *rechte Hand* auf die **linke Schulter** (zwischen oberer Ecke des Schulterblattes und der Wirbelsäule).

◊ Bilden Sie mit der *linken Hand* einen **Kreis**, indem Sie den **Daumen auf den Ringfingernagel** legen.

◊ Bringen Sie die **Knie zusammen**, so dass sie sich an der Innenseite berühren.

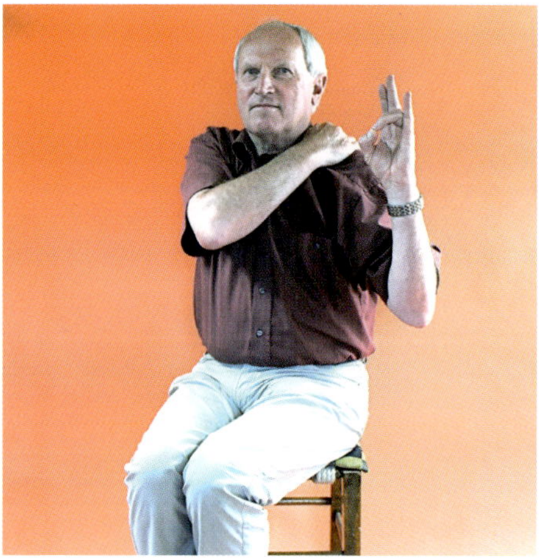

Bei Schmerzen in der **rechten Schulter** machen Sie die Sequenz umgekehrt:

◊ Legen Sie die *linke Hand* auf die **rechte Schulter** (zwischen oberer Ecke des Schulterblattes und der Wirbelsäule).

◊ Bilden Sie mit der *rechten Hand* einen **Kreis**, indem Sie den **Daumen** auf den **Ringfingernagel** legen.

◊ Bringen Sie die **Knie zusammen**, so dass sie sich an der Innenseite berühren.

Oder legen Sie Ihre **Hände in die Leisten**.

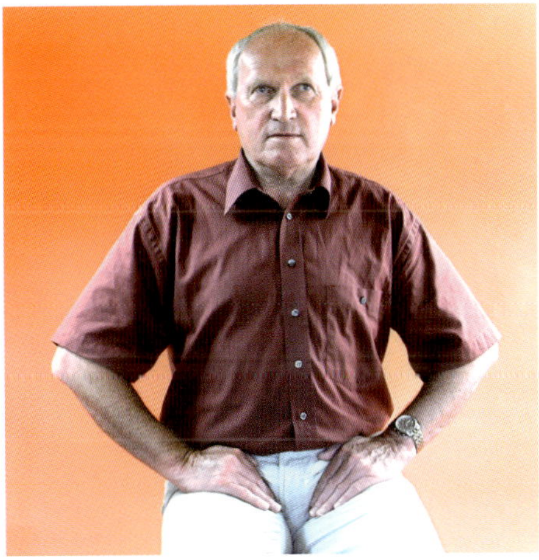

**Zugehöriger Finger: Ringfinger**

## Schwindel

Legen Sie Ihre Hände in den **Nacken** unterhalb der Schädelbasis.

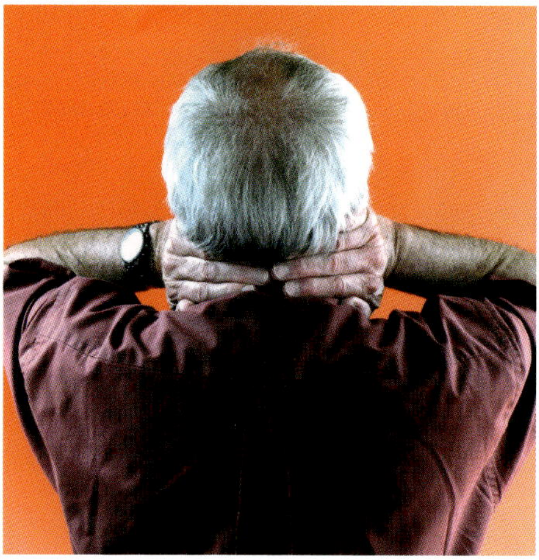

Oder legen Sie die *linke Hand* in den **rechten Nacken**, die *rechte Hand* unter den **linken Wangenknochen**.

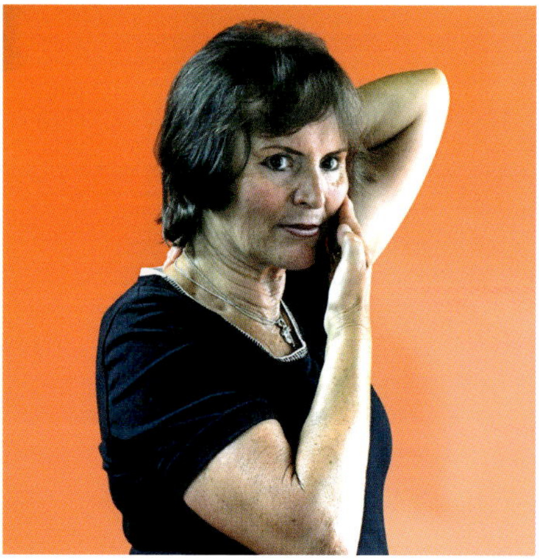

Und umgekehrt: *rechte Hand* in den **linken Nacken**, *linke Hand* unter den **rechten Wangenknochen**.

Oder legen Sie eine Hand auf die **Stirn**, die andere Hand in den **Nacken**.

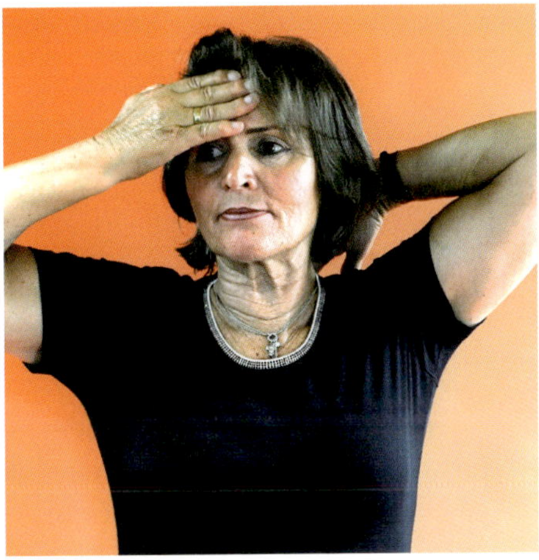

**Zugehöriger Finger: Zeigefinger**

## Sodbrennen

Um Sodbrennen zu lindern, legen Sie die **Hände überkreuz auf den Bauch** unterhalb der letzten Rippenbögen.

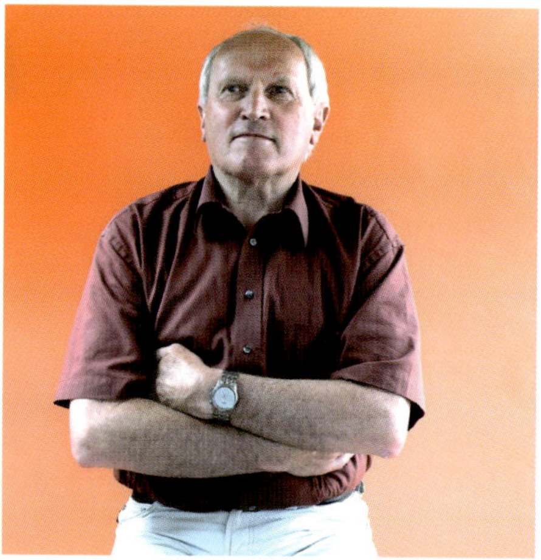

**Zugehöriger Finger: Daumen**

## Stoffwechselstörungen

Bei Stoffwechselstörungen machen Sie sich regelmäßig den **Zentralstrom** (Seite 31-35).

Oder legen Sie die *rechte Hand* an die **Innenseite der linken Ferse** und die *linke Hand* an die **linke Fußsohle**, an den höchsten Punkt der inneren Fußwölbung.

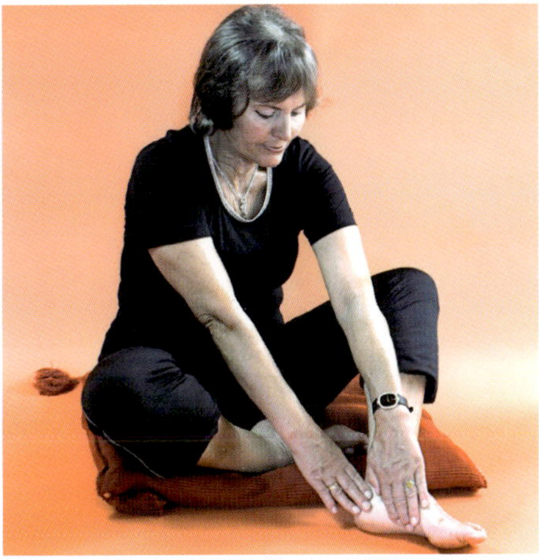

Und umgekehrt: *linke Hand* an die **Innenseite der rechten Ferse**, *rechte Hand* an die **rechte Fußsohle,** an den höchsten Punkt der inneren Fußwölbung.

**Zugehöriger Finger: alle Finger nacheinander.**

## Tinnitus

Legen Sie für das **linke Ohr** die *linke Hand* an die **Innenseite der linken Ferse**, die *rechte Hand* in die **rechte Leiste**.

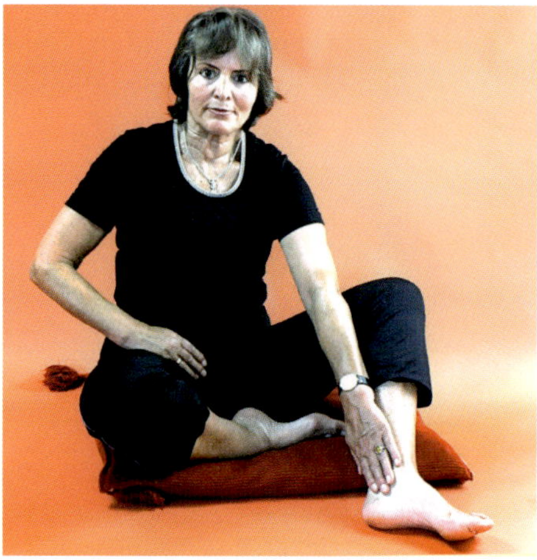

Und umgekehrt für das **rechte Ohr**: *rechte Hand* an die **Innenseite der rechten Ferse**, *linke Hand* in die **linke Leiste**.

Oder halten Sie die **Innenseiten Ihrer Ellenbogen**.

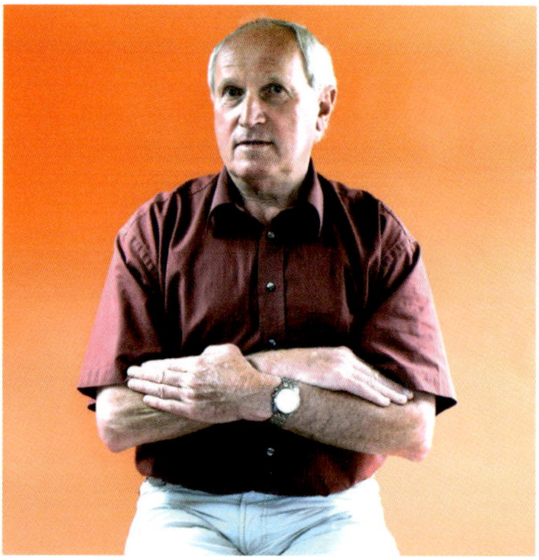

**Zugehöriger Finger: kleiner Finger**

## Tumore, Ansammlungen

Eine wichtige Strömsequenz zur Auflösung von Ansammlungen ist der **Milzstrom – „meine persönliche Sonnenbank“**: Seite 165-168

Machen Sie regelmäßig den Zentralstrom! S. 31-35

Halten Sie der Reihe nach alle Finger!

## Übelkeit

Um Übelkeit zu lindern, halten Sie die **Innenseiten der Oberschenkel überkreuz**.

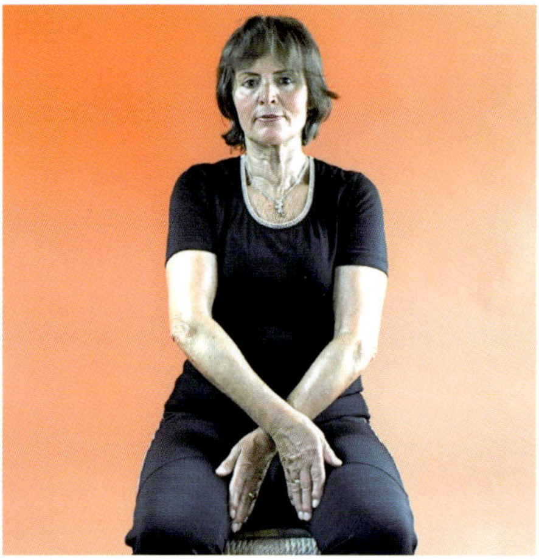

Oder legen Sie Ihre **Hände überkreuz auf den Brustkorb**.

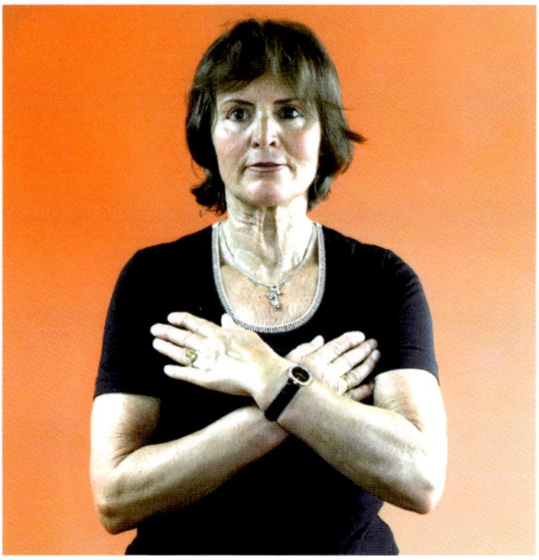

**Zugehöriger Finger: Daumen**

## Venenstau

Legen Sie Ihre **Hände in die Leisten**.

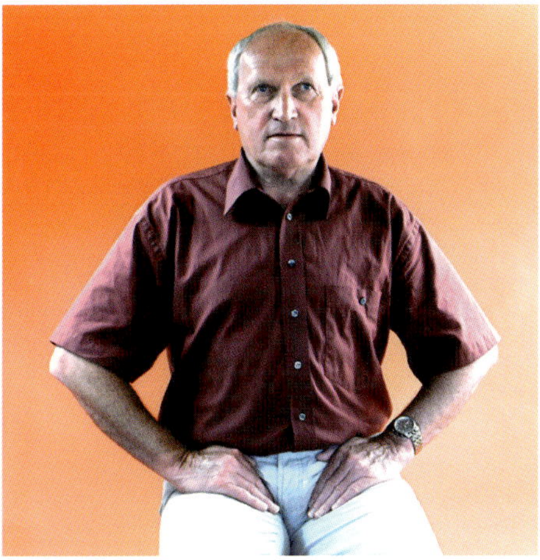

Oder legen Sie eine Hand ans **Steißbein**, die andere Hand ans **Schambein**.

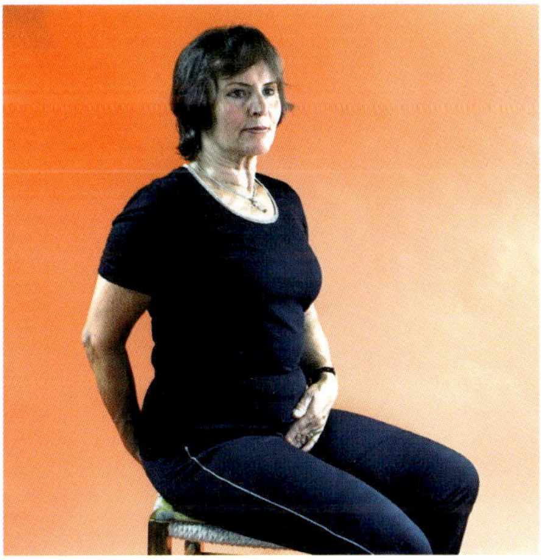

**Zugehöriger Finger: Zeigefinger**

## Verdauungsbeschwerden

Halten Sie die **Innenseiten Ihrer Knie**.

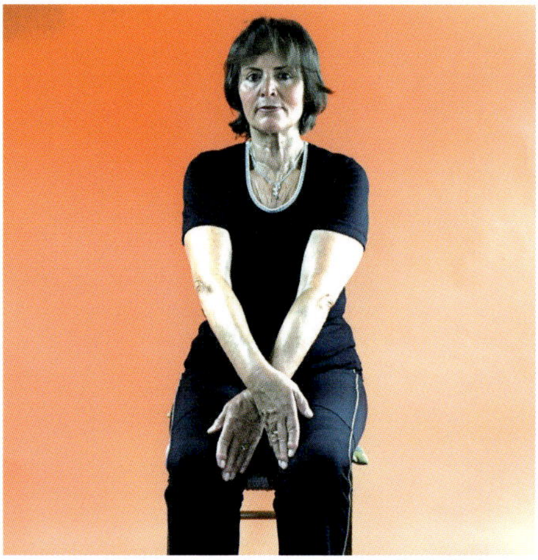

Oder legen Sie die **Hände überkreuz auf den Bauch** unterhalb des letzten Rippenbogens.

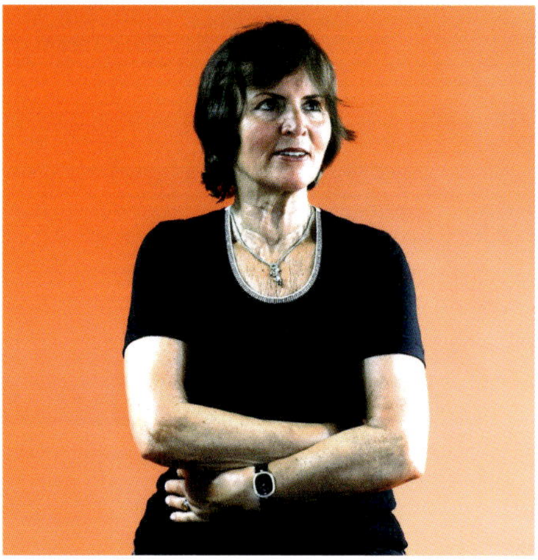

Oder halten Sie die **Innenseiten der Ellenbogen**.

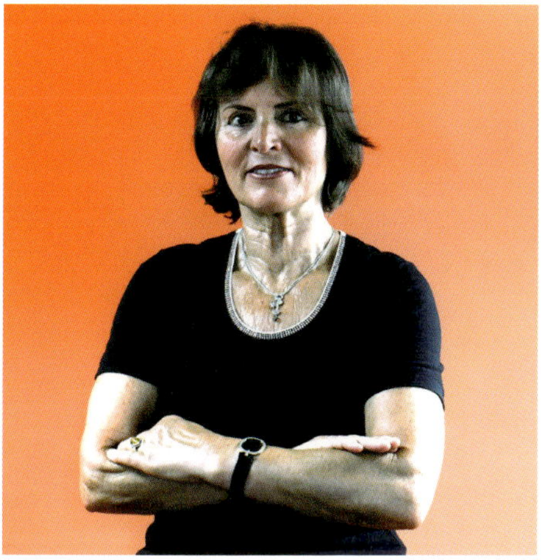

**Zugehöriger Finger: Daumen**

## Vergesslichkeit

Wenn Sie unter Vergesslichkeit leiden, **setzen Sie sich regelmäßig auf Ihre Hände**.

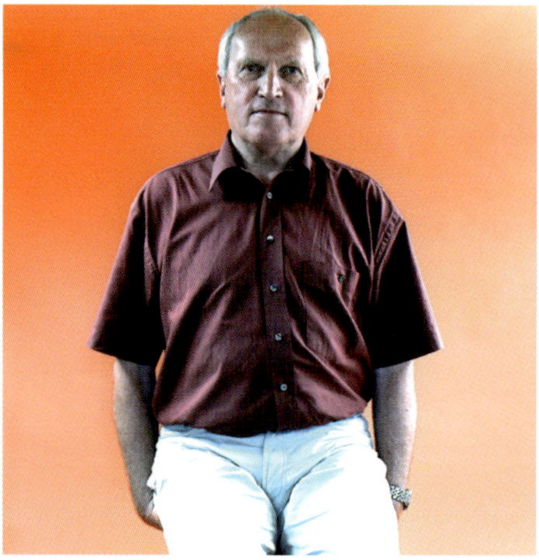

Machen Sie den **Zentralstrom**. (Seite 31-35)

**Zugehöriger Finger: Daumen, kleiner Finger**

## Verstopfung

Halten Sie **überkreuz die Innenseiten der Knie**.

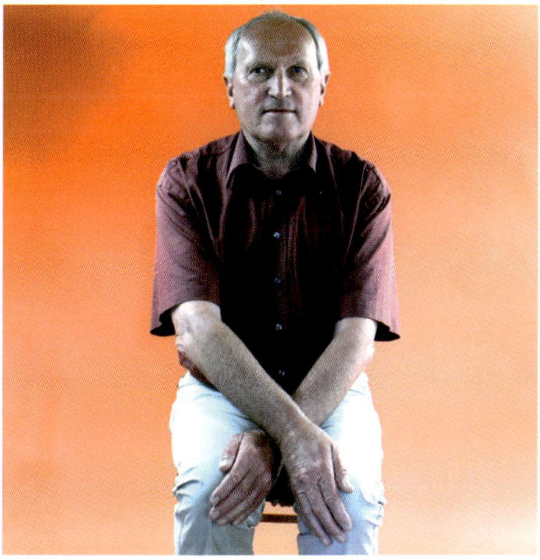

Oder halten Sie Ihre **Handgelenke**, entweder nacheinander oder beide gleichzeitig.

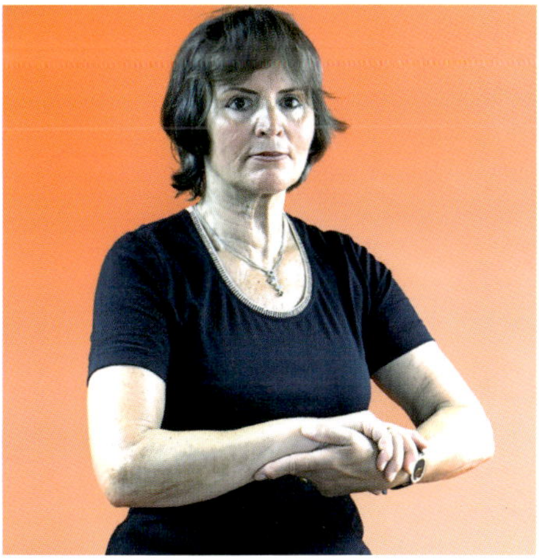

**Zugehöriger Finger: Daumen**

## Wechseljahre

Bei Beschwerden in den Wechseljahren können Sie sich folgendermaßen helfen:

Halten Sie die **Außenseiten Ihrer Knie**.

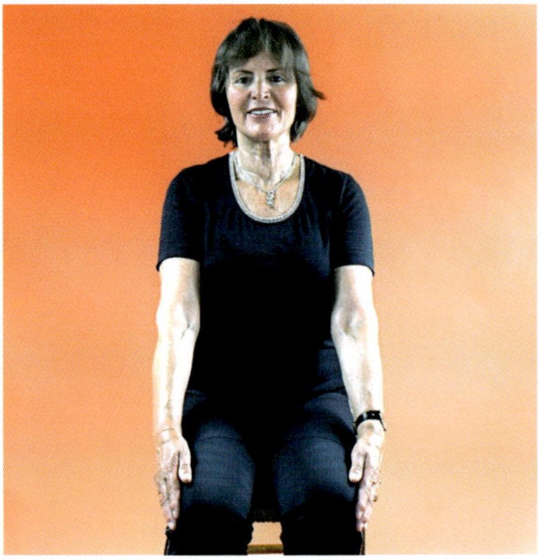

Oder legen Sie Ihre **Hände überkreuz auf den Brustkorb** (auf Höhe der 3. Rippe).

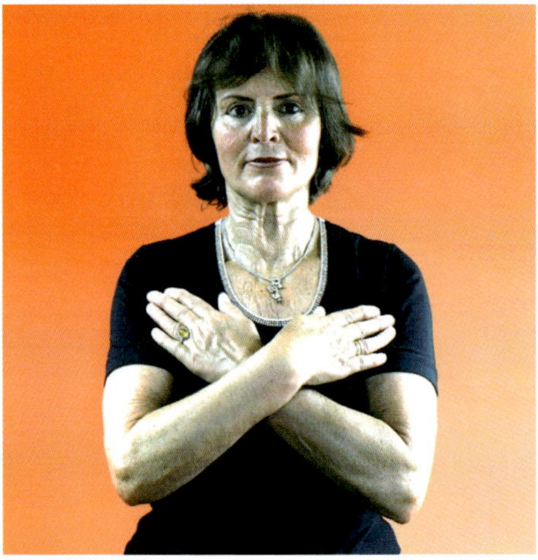

Oder legen Sie die Hände auf den **Rücken, unterhalb des letzten Rippenbogens**.

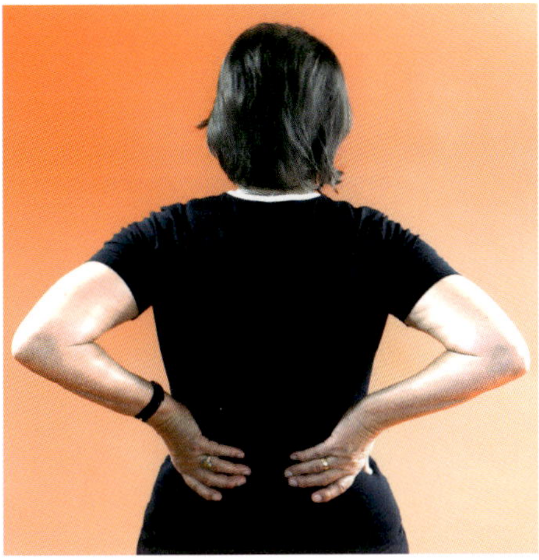

**Zugehöriger Finger: Zeigefinger**

## Wirbelsäule

Zur Stärkung der Wirbelsäule legen Sie die Hände auf den **Rücken oberhalb der Beckenknochen**.

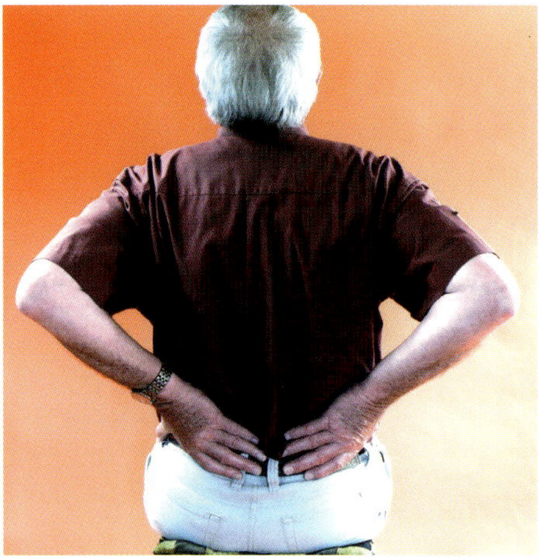

Machen Sie den **Zentralstrom** (Seite 31-35)

Lassen Sie sich den **Finger – Zehenstrom** strömen. (S. 28)

**Zugehöriger Finger: Zeigefinger**

## Zähne und Zahnfleisch

Bei allen Zahn- und Zahnfleischbeschwerden helfen folgende Griffe:

Bei Beschwerden auf der **rechten Seite** halten Sie mit der *rechten Hand* die **Außenseite des linken Knies** und mit der *linken Hand* die **Außenseite der linken Ferse**.

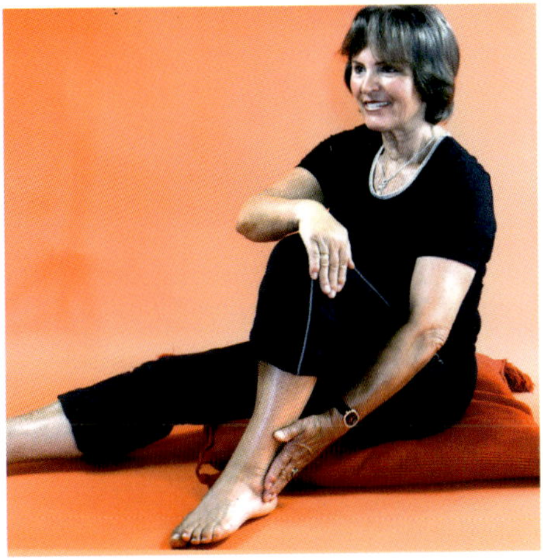

Bei Beschwerden auf der **linken Seite** halten Sie mit der *linken Hand* die **Außenseite des rechten Knies** und mit der *rechten Hand* die **Außenseite der rechten Ferse**.

**Zugehöriger Finger: Zeigefinger**

## Zittrigkeit

Halten Sie Ihre **Handgelenke** gleichzeitig oder nacheinander.

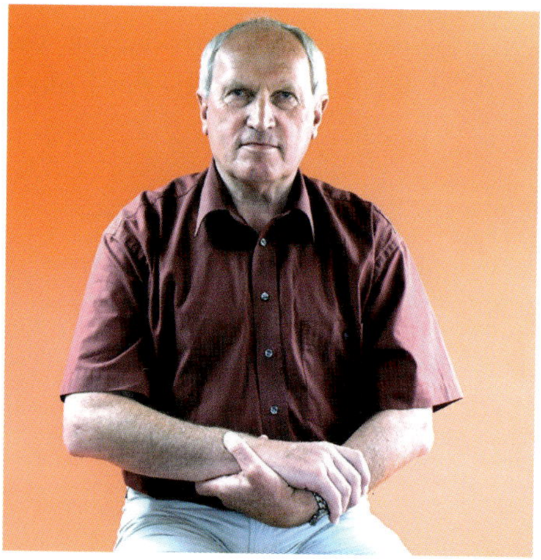

Oder legen Sie die *linke Hand* an die **Außenseite der linken Ferse** und die *rechte Hand* unter die **linke Achsel**.

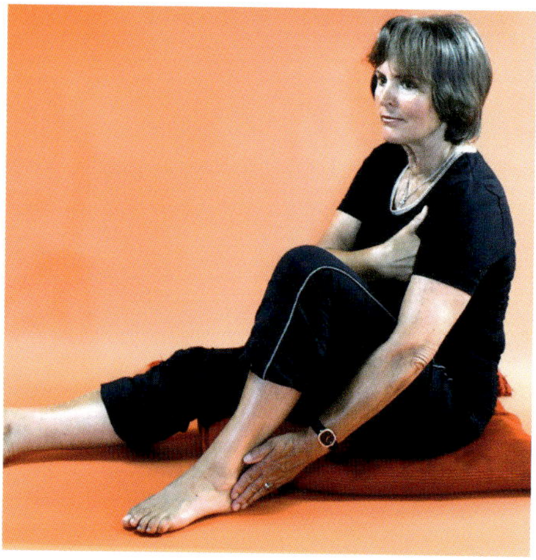

Und umgekehrt: *rechte Hand* an die **Außenseite der rechten Ferse**, *linke Hand* unter die **rechte Achsel**.

Oder geben Sie sich einfach selbst eine große Umarmung, indem Sie die **Hände unter die Achseln** legen, die Daumen schauen dabei nach vorne.

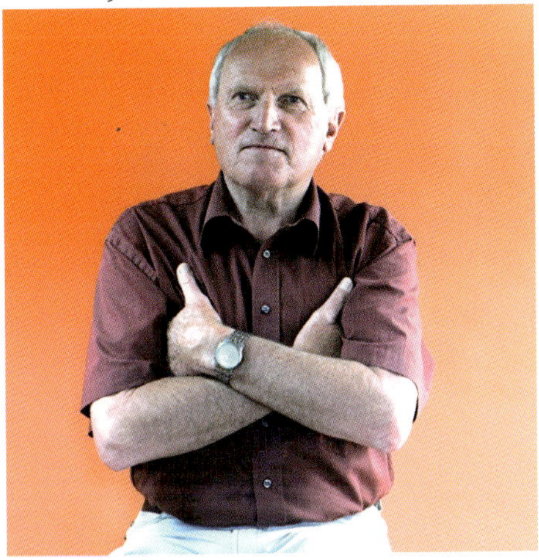

**Zugehöriger Finger: kleiner Finger, Handinnenflächen**

Im Folgenden lernen Sie noch drei sehr kraftvolle Strömabfolgen kennen, die Sie immer wieder anwenden können, um sich insgesamt zu stärken, je nach persönlichem Thema:

- ◊ Der **Milzstrom** ist Ihre persönliche Sonnenbank, beruhigt und stärkt, unterstützt das Immunsystem und das Selbstbewusstsein.
- ◊ Der **Magenstrom** wird auch der „Faltenbügler" genannt oder der „Hautspezialist" und bringt Klärung und Verdauung.
- ◊ Der **Blasenstrom** hilft loszulassen auf allen Ebenen, klärt die Gedanken und schenkt Liebe und Vertrauen.

Diese Ströme bringen Ihnen Vitalität und Wohlbefinden und lassen sich leicht in den Alltag einbauen. Strömen Sie erst die eine Körperseite (ca. 15 Minuten) und dann die andere, wenn Sie dafür Zeit haben, wenn nicht, genügt auch eine Körperseite.

# Meine persönliche Sonnenbank: Der Milzstrom

Dieser Strom fließt an der Vorderseite des Körpers von den Zehen nach oben und bringt Ihnen für Ihr ganzes Wesen lebensspendende Energie. Deshalb wird er auch „die persönliche Sonnenbank“ genannt.

Die Milz ist der Speicher der spirituellen Energie, der „Ort des Lachens“. Der Milzstrom bringt also unsere Mundwinkel wieder nach oben, hilft alles, was uns belastet, loszulassen. Er befreit Sie von Ängsten und bringt die Gefühle ins Gleichgewicht.Er hilft Ihnen „aufzutanken“. Der Milzstrom stärkt Ihre Mitte und hilft Ihnen, dem Leben zu vertrauen.

Die Sequenz für die linke Körperseite:

1. Legen Sie die *linke Hand* an die **Innenseite der linken Ferse** und die *rechte Hand* ans **Steißbein**.

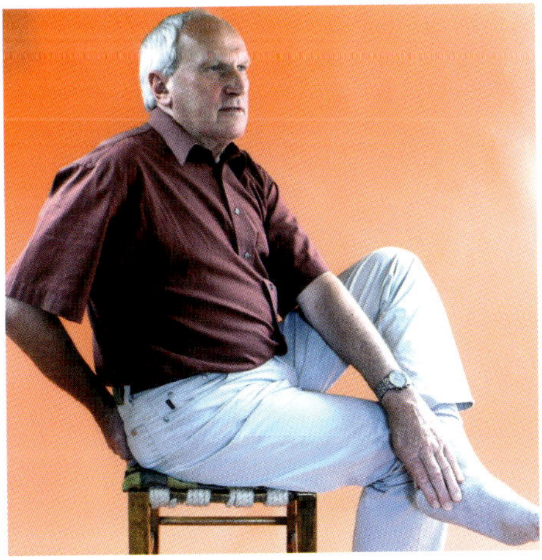

2. Die *rechte Hand* bleibt am **Steißbein**, während die *linke Hand* auf die **rechte Seite des Bauches** unterhalb des letzten Rippenbogens wandert.

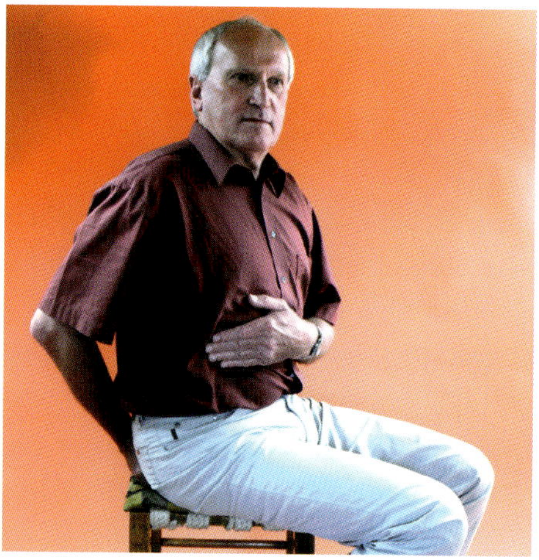

3. Lassen Sie die *linke Hand* auf dem **Bauch** liegen, und legen Sie die *rechte Hand* auf den **linken Brustkorb** auf Höhe der 3. Rippe.

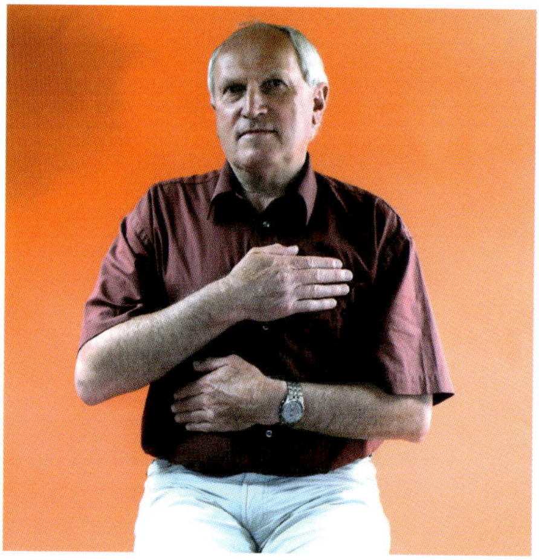

4. Die *linke Hand* bleibt weiterhin auf dem **Bauch** liegen, während die *rechte Hand* unter das **rechte Schlüsselbein** geht.

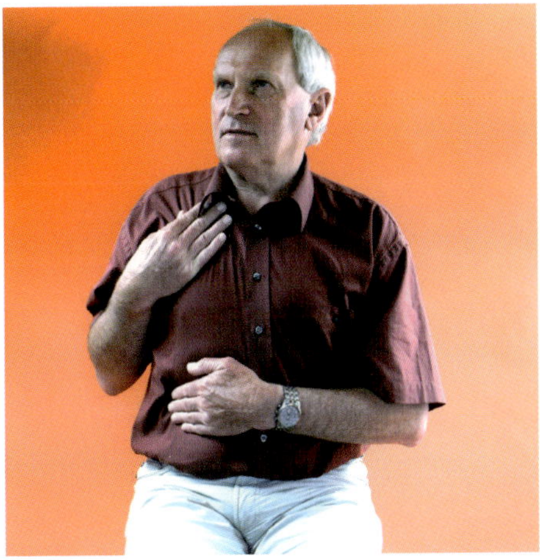

Dann machen Sie die Sequenz umgekehrt:

1. *Rechte Hand* an die **Innenseite der rechten Ferse**, *linke Hand* ans **Steißbein**.
2. *Linke Hand* ans **Steißbein**, *rechte Hand* auf die **linke Bauchseite** unterhalb des letzten Rippenbogens.
3. *Linke Hand* auf **rechten Brustkorb**, *rechte Hand* auf die **linke Bauchseite** unterhalb des letzten Rippenbogens.
4. *Linke Hand* unter das **linke Schlüsselbein**.

### DER MILZSTROM

◊ gibt Vertrauen ins Leben

◊ löst Ängste auf

◊ hilft, Altes, Unbrauchbares loszulassen, damit Neues beginnen kann

◊ bringt die Gefühle ins Gleichgewicht

◊ bringt Rhythmus ins Leben

- ◊ unterstützt das Immunsystem
- ◊ ist wichtig für Schilddrüse und Herz
- ◊ bei Schlafstörungen
- ◊ bei Alzheimer
- ◊ bei Parkinson
- ◊ bei Tumoren und Ansammlungen

**Der Milzstrom bringt die Gefühle ins Gleichgewicht, schenkt Freude, bringt die Mundwinkel nach oben und gibt tiefes Vertrauen ins Leben.**

# Mein Faltenbügler, Verdauung und Klärung: Der Magenstrom

Der Magenstrom fließt an der Vorderseite des Körpers vom Kopf in die Füße. Er klärt die Gedanken und macht den Kopf frei. Er hält die Mitte offen, so dass die Energie hinauf und wieder herunter fließen kann. Dieser Strom hilft Ihnen, alle Erinnerungen, alle Eindrücke und Erlebnisse zu verdauen. Er wird auch der „Schönheitschirurg“ genannt, denn er glättet die Haut und nimmt die Falten aus dem Gesicht.

Anwendung für die linke Körperseite:

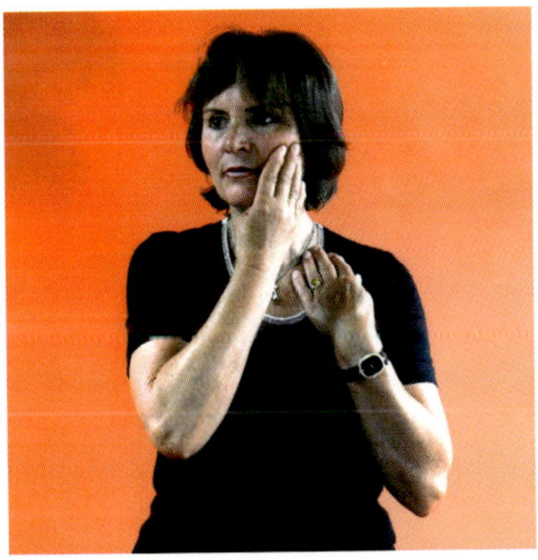

**SCHRITT 1:**
Legen Sie die Finger der *rechten Hand* unter den **linken Wangenknochen** und die Finger der *linken Hand* unter das **linke Schlüsselbein**.

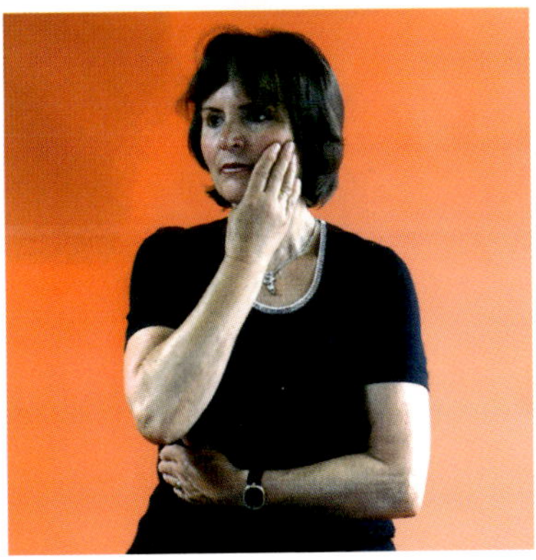

**SCHRITT 2:**
Die *rechte Hand* bleibt bei diesem und bei allen weiteren Schritten **unterhalb des linken Wangenknochens** liegen. Die *linke Hand* geht nun auf die **rechte Seite des Bauchs unterhalb des Rippenbogens**.

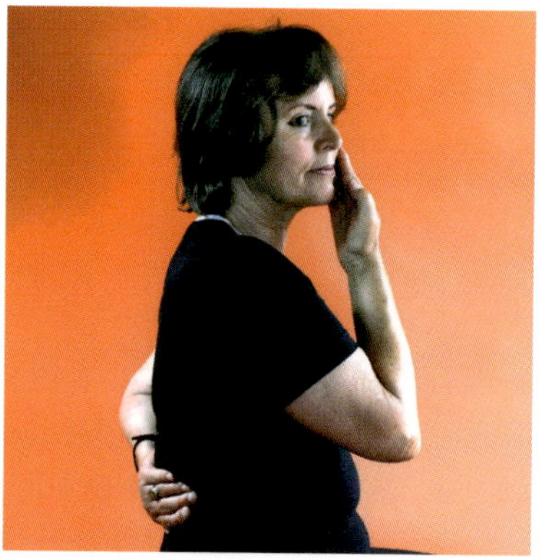

**SCHRITT 3:**
Legen Sie die *linke Hand* auf die **rechte Seite des Rückens unter den letzten Rippenbogen**.

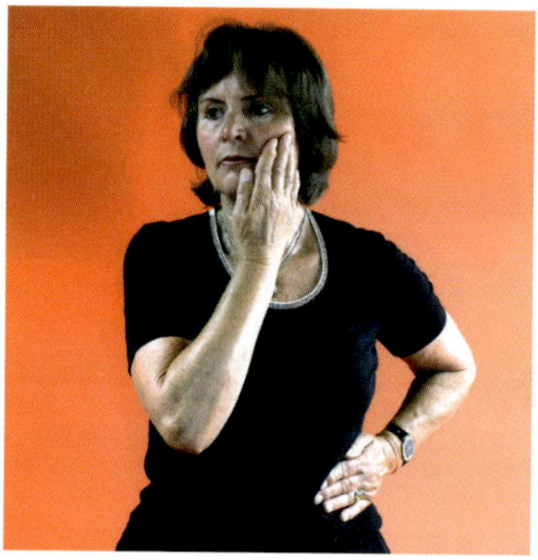

**SCHRITT 4:**
Legen Sie die *linke Hand* auf die **linke Seite des Bauchs unterhalb des Rippenbogens**.

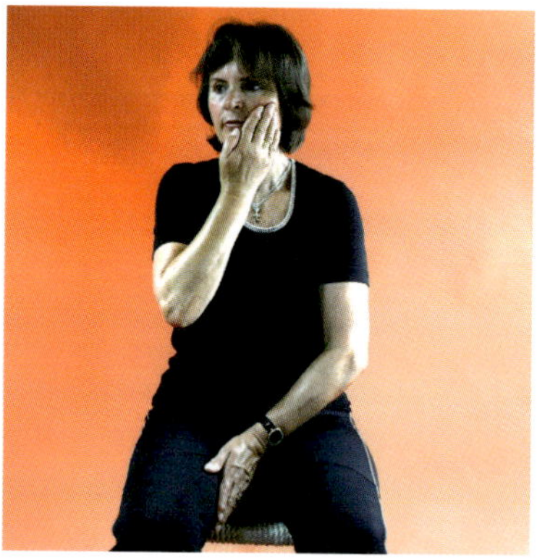

**SCHRITT 5:**
Legen Sie die *linke Hand* an die **Innenseite des rechten Oberschenkels**, ungefähr eine Handbreit oberhalb des Knies.

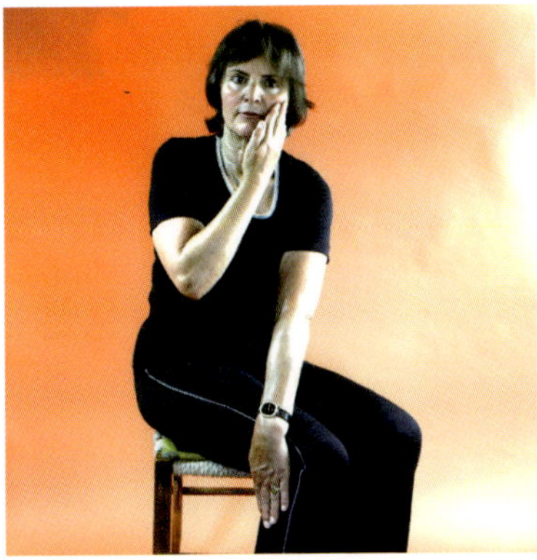

### SCHRITT 6:

Legen Sie nun die *linke Hand* an die **Außenseite des rechten Schienbeins**, ungefähr eine Handbreit unterhalb des Knies.

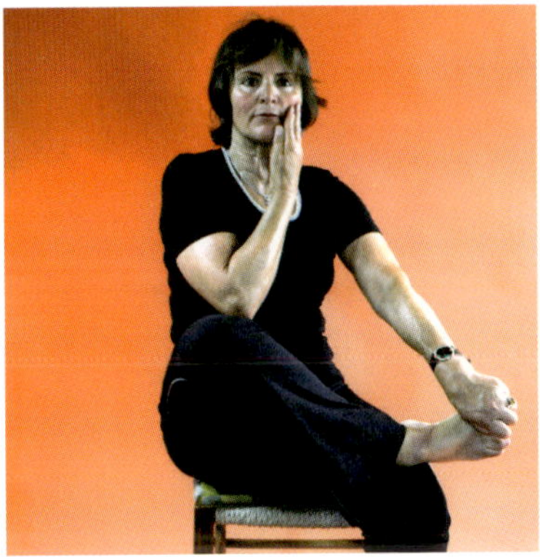

### SCHRITT 7:

Halten Sie mit der *linken Hand* den **rechten mittleren Zeh**.

Für die linke Körperseite machen Sie die Griffe umgekehrt:

1. *Linke Hand* unter den **rechten Wangenknochen**, *rechte Hand* unter das **rechte Schlüsselbein**.
2. *Rechte Hand* unter den **linken vorderen Rippenbogen**.
3. *Rechte Hand* auf die **linke Seite des Rückens unterhalb des Rippenbogens**.
4. *Rechte Hand* unter den **rechten vorderen Rippenbogen**.
5. *Rechte Hand* an die **Innenseite des linken Oberschenkels**.
6. *Rechte Hand* an die **Außenseite des linken Schienbeins**.
7. Halten Sie mit der *rechten Hand* den linken **mittleren Zeh**.

Dies ist ein recht langer Strom, der Ihnen am Anfang vielleicht etwas kompliziert erscheinen mag. Lassen Sie sich davon nicht abschrecken. Sie werden sehen, wie schnell Ihnen die Abfolge ganz selbstverständlich vorkommen wird. Es ist ein sehr kraftvoller Strom.

### DER MAGENSTROM

- ◊ klärt das Denken, bringt das Denken ins Gleichgewicht
- ◊ öffnet die Mitte, so dass die Energie hinauf und wieder herunter fließen kann
- ◊ hilft Ihnen, sich selbst zu lieben und sich geliebt zu fühlen
- ◊ stärkt die Liebesfähigkeit
- ◊ ist wichtig für alles, was mit dem Kopf zu tun hat: Nase, Ohren, Kiefer, Zähne, Zahnfleisch
- ◊ nimmt die Süße aus dem Körper (ist also ein wichtiger Strom, wenn man viel Süßes isst)
- ◊ ist wichtig für die Haut: Ausschläge, Hautallergien, Akne
- ◊ glättet die Haut, „bügelt“ Falten weg
- ◊ löst Minderwertigkeitskomplexe
- ◊ ist wichtig beim Thema Sucht
- ◊ hilft Ihnen, alles zu verdauen
- ◊ bei Diabetes

**Ist der Magenstrom in Harmonie, fühlen Sie sich geliebt. Sorgen lösen sich. Alles kann verdaut werden, im körperlichen und im emotionalen Sinne.**

# Liebe und Vertrauen: Der Blasenstrom

Der Blasenstrom fließt an der Rückseite des Körpers vom Kopf bis zu den Zehen. Auch er klärt die Gedanken und bringt geistige Harmonie. Er ist ein wesentlicher Strom bei Ängsten. Der Blasenstrom hilft, nicht in den Ängsten steckenzubleiben. Er gibt Vertrauen ins Leben.

Es ist auch ein wichtiger Strom für den Rücken und natürlich für die Blase.

Anwendung für die linke Körperseite:

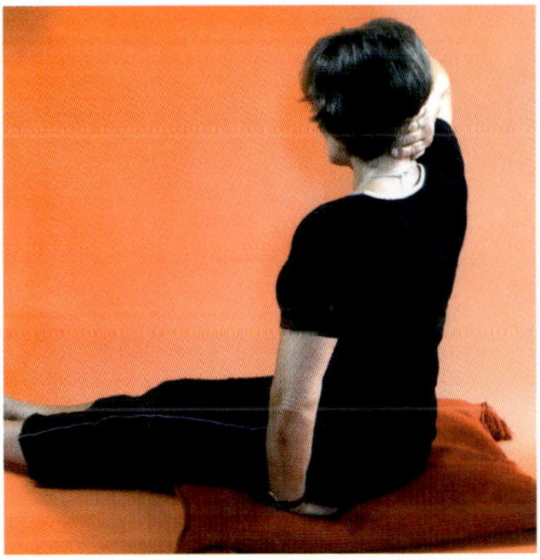

SCHRITT 1:

Legen Sie die *rechte Hand* auf die **linke Seite des Nackens**, die *linke Hand* ans **Steißbein** – setzen Sie sich also auf Ihre linke Hand.

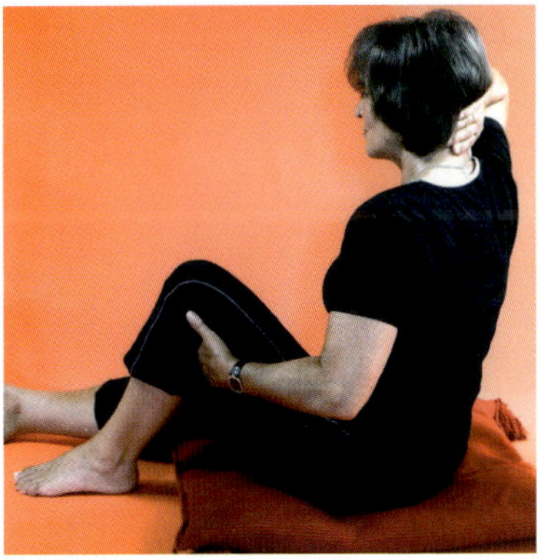

SCHRITT 2:

Legen Sie die *linke Hand* in die **Mitte der linken Kniekehle**. Die *rechte Hand* bleibt im **Nacken**, auch bei den nächsten beiden Schritten.

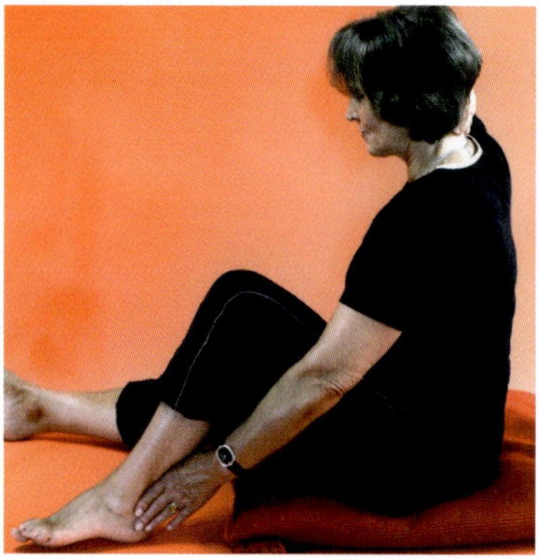

**SCHRITT 3:**

Legen Sie die *linke Hand* an die **Außenseite der linken Ferse** unter den äußeren Fußknöchel.

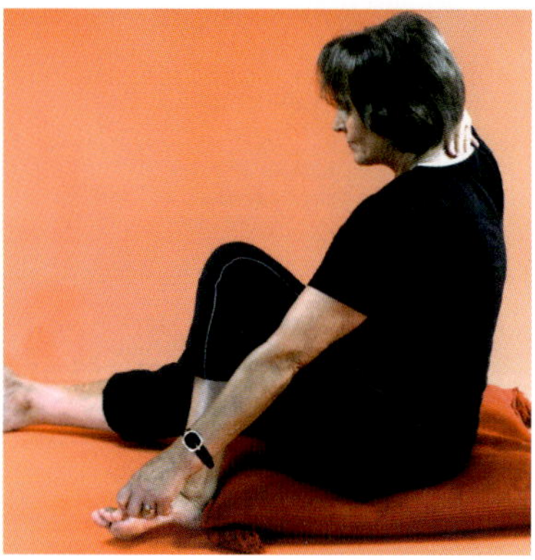

**SCHRITT 4:**

Halten Sie mit der *linken Hand* den **linken kleinen Zeh**.

Für die linke Körperseite machen Sie die Griffe umgekehrt:

1. *Linke Hand* in den **rechten Nacken**, *rechte Hand* ans **Steißbein**.
2. *Rechte Hand* in die Mitte der **rechten Kniekehle**.
3. *Rechte Hand* an den **rechten äußeren Fußknöchel**.
4. Halten Sie mit der *rechten Hand* den **rechten kleinen Zeh**.

**DER BLASENSTROM**

◊ hilft Ihnen, ins Gleichgewicht zu kommen
◊ macht den Rücken frei
◊ klärt den Kopf
◊ nimmt den Schmerz aus dem Körper
◊ hilft Ihnen, im Augenblick zu leben
◊ löst Eifersucht und Rachegefühle auf
◊ hilft Ihnen zu verzeihen
◊ macht Probleme zu Chancen

**Der Blasenstrom schenkt Ihnen Liebe und Vertrauen und gibt tiefe innere Sicherheit und Gelassenheit.**

## Nachwort

Die Kunst des Jin Shin Jyutsu anwenden heißt entdecken und erleben, welche Heilkraft in uns selbst liegt und welche Möglichkeiten wir haben, auf unseren Körper, unsere Psyche und unseren Geist positiv und kraftvoll einwirken zu können. Welch ein Geschenk! Wenn wir dieses Geschenk annehmen und leben, werden wir in allen Bereichen unseres Seins immer mehr zu Freude und Gesundheit gelangen und ein wirklich „zauberhaftes“ Leben führen.

Ich wünsche Ihnen ein solch zauberhaftes Leben in Gesundheit, Freude und Wohlstand (= alles steht zum Wohle) und möchte mit einem Zitat von Mary Burmeister schließen:

**„Wir sind alle gleich erschaffen. Wir haben unsere beiden Hände als Verjünger und Harmonisierer. Mit diesen beiden Händen haben wir das Privileg, uns und anderen zu helfen, in Einklang mit dem Universum zu kommen.**

**Hände sind Generatoren der Schöpferkraft – nicht aus uns selbst heraus, sondern als Teil der immer beständigen, ewig ausgeglichenen universellen Versorgung.**

**Wir brauchen uns dieser Versorgung nur bewusst zu sein.“**

# Register / Stichwortverzeichnis

# Dank

Ich danke Jiro Murai für die Wiederentdeckung dieses alten Wissens.

Ich danke Mary Burmeister, die dieses Wissen in den Westen brachte.

Danke allen Lehrern und Menschen, die das Jin Shin Jyutsu weiterverbreiten und somit einen wesentlichen Beitrag leisten zur Heilung und Bewusstwerdung der Menschen.

Danke allen Freunden/-innen, die mich unterstützen und ermutigen.

Ich danke Susanne Nemetz fürs Korrekturlesen und Bernd Schuchter für die Bearbeitung der Abbildungen.

Ich danke meiner Familie, meinen vier wundervollen Töchtern Jana, Mira, Samaya und Lucia und meinem Mann Martin für die Inspiration, ihr Dasein und ihre Unterstützung.

Ein ganz großes Dankeschön an meine Eltern für die Fotosessions. Die Zusammenarbeit machte mir viel Spaß und es ist mir eine große Freude und Ehre, dass ich dieses Buch gemeinsam mit meinen Eltern gestalten konnte.

# Informationen

Informationen zu Seminaren und Kursen der Autorin erhalten Sie unter tina@freedom-net.de.

Weitere Informationen über Jin Shin Jyutsu sowie Therapeuten und Seminare in Ihrer Nähe können Sie erfragen beim Jin Shin Jyutsu Europabüro:

Klaus-Rainer Bösch
Quirinstr. 30
53129 Bonn
Tel.: 0049/(0)228/234598
Fax: 0049/(0)228/239404
E-Mail: JSJRaphael@aol.com

# Literatur

Burmeister, Mary: What Mary says
Chopra, Deepak: Die Quelle von Wohlstand und Glück. Ullstein, Berlin 2005
Ein Kurs in Wundern. Greuthof Verlag, Gutach i. Br. 1994
Holmes, Ernest: Die Vollkommenheitslehre. CSA, Gründau 1998
Meinhardt, Brigitta: Jin Shin Jyutsu für die Seele. Knaur Verlag, München 2005
Mulford, Prentice: Die Möglichkeit des Unmöglichen. Drei Eichen Verlag, Hammelburg 2007
Rieger-Krause, Waltraud: Jin Shin Jyutsu, Einfache Anwendung zur Selbsthilfe. Südwest Verlag, München 2005
Rieger-Krause, Waltraud: Jin Shin Jyutsu. Südwest Verlag, München 2005
Stümpfig-Rüdisser, Tina: Meine Hände helfen und heilen. Verlag Via Nova, Petersberg 2008

## Weitere Bücher aus dem Verlag Via Nova:

### Die Heilkraft liegt in Dir

**Leben in Gesundheit, Freude und Fülle**

**Tina Stümpfig-Rüdisser**

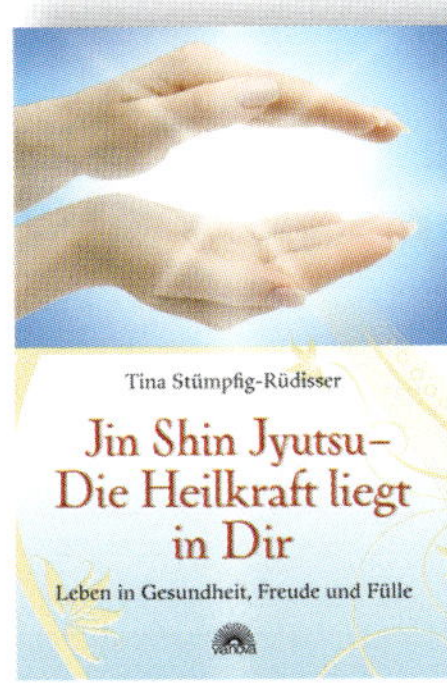


Paperback, 176 Seiten, 100 vierfarbige Fotos, 35 Grafiken, 18 Tabellen, ISBN 978-3-86616-151-1

Jin Shin Jyutsu (wörtlich übersetzt: die Kunst des Schöpfers durch den mitfühlenden Menschen) ist eine mehrere tausend Jahre alte Kunst zur Harmonisierung der Lebensenergie im Körper, eine Verbindung von spiritueller Lehre und praktischer Geist-Seele-Körper-Arbeit. In diesem Buch stellt die Autorin eine einfache, für jeden anwendbare Methode vor, mit Hilfe der eigenen Hände, des Atmens und des bewussten Denkens die Energien im Körper in eine harmonische Strömung und Schwingung zu versetzen, die es ermöglicht, Energieblockaden im Körper und verhärtete Muster und Glaubenssätze aufzulösen. Übungen mit anregenden, kraftvollen Affirmationen, ein 26-Wochen-Programm, viele Fotos, Abbildungen und genaue Hinweise fördern die Anwendung.

### Meine Hände helfen und heilen

**Jin Shin Jyutsu® Selbsthilfe für Kinder und Jugendliche**

**Tina Stümpfig-Rüdissen**

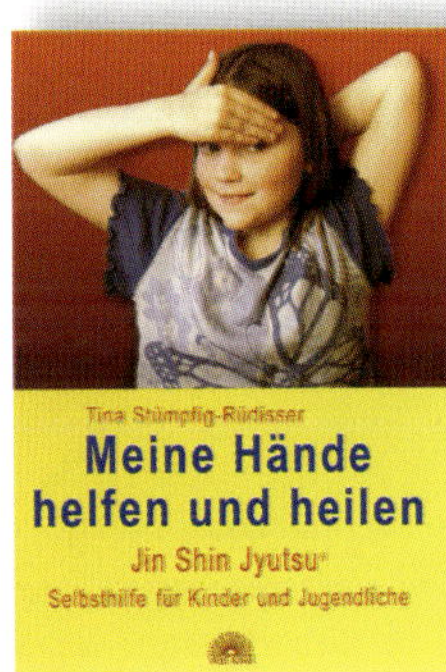


Paperback, 120 Seiten, über 100 vierfarbige Fotos, ISBN 978-3-86616-116-0

Wenn die Energie frei im Körper fließt, fühlt sich der Mensch gesund und wohl. Energieblockaden können zu Missstimmungen, Ängsten oder Konzentrationsschwächen führen, aber auch zu organischen Störungen und Krankheiten. Mit diesem Buch, entstanden aus vielen Jin Shin Jyutsu-Selbsthilfekursen, will die Autorin speziell Kindern und Jugendlichen Möglichkeiten aufzeigen, wie sie selbst ihre Lebensenergie wieder ins Gleichgewicht bringen können, mit Ängsten,Wut,Trauer u. a. umgehen und bei verschiedenen Krankheiten ihre Selbstheilungskräfte aktivieren oder sogar bei Schulproblemen sich selbst helfen können. Mithilfe von Fotos und Erklärungen lernen sie, sich selbst eigenverantwortlich wahr- und ernstzunehmen und mit einfachen Handgriffen in Harmonie und Entspannung zu bringen, eine wertvolle Ergänzung zu herkömmlichen Heilmethoden.

### Heilgebärden

**Verbindung mit dem heilenden Feld durch Bewegung und Meditation – Vorwort von Chuck Spezzano**

**Barbara Schenkbier**

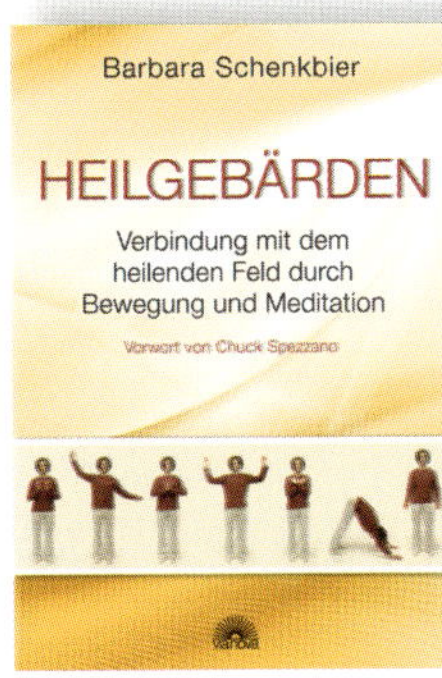


Hardcover; 160 Seiten, 42 mehrfarbige Fotos, ISBN 978-3-86616-175-7

Die Heilgebärden sind im Rahmen der Ausbildung für spirituelle Heilung inspirativ von der Autorin Barbara Schenkbier empfangen und ausgestaltet worden. Sie sind für jeden leicht durchzuführen. Achtsame Gebärden und Haltungen öffnen den Übenden für den Strom der Heilenergie aus dem heilenden Feld. Dynamische Bewegungen und Energiemassage aktivieren die Lebensenergie, so dass der Körper und die Feinstoffebenen durchströmt und geheilt werden. In der wachen Vergegenwärtigung der strömenden Heilkraft und in den Meditationen werden auch Geist und Seele angesprochen und wichtige spirituelle Grundhaltungen wie Achtsamkeit, Hingabe und Demut entfaltet.

## Die Hladina-Methode®

**Integration der universellen Lichtenergie mit dem menschlichen Körper / Soleil Lithman**

Paperback, 232 Seiten, 1 Zeichnung, ISBN 978-3-86616-119-1

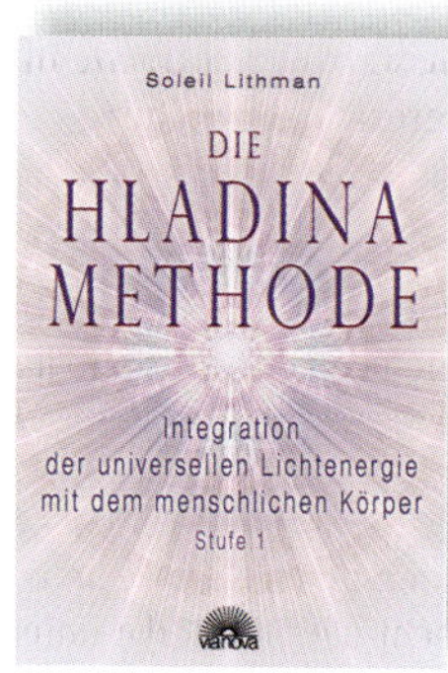


Der Name der Methode stammt von dem Sanskritwort „Hladini", das so viel bedeutet wie machtvolle und ekstatische Strömung göttlicher Liebe, die die Kluft zwischen den höheren Bewusstseinsebenen und der menschlichen Natur einschließlich der Zellen des menschlichen Körpers zu überbrücken vermag. Die Autorin verbindet die evolutionären yogischen Entdeckungen von Sri Aurobindo mit den Techniken transpersonaler und körperbezogener Therapieformen, sowie den Erfahrungen ihrer eigenen wie ihrer beruflichen spirituell-körperlichen Praxis. Ihre Methode unterscheidet sich von bisher bekannten transpersonalen Therapien und körpertherapeutischen Methoden in 3 wesentlichen Punkten: 1. Der Prozess der „Ebenen des Herzens" führt zu nachhaltigen, im Körper verankerten spirituellen Erfahrungen, durch die seelische Wesen erwachen und ein Einswerden mit dem göttlichen Sein möglich wird. 2. Die Heilung von vorgeburtlichen Prägungen auf Zellebene. 3. Der direkte Einsatz des „Fließenden Lichts" im Körper für Heilungsprozesse und zur eigenen Entwicklung.

## Das große Yoga-Therapiebuch

**Yogapraxis für die Gesundheit und einen klaren Geist**
**Vorwort von Rüdiger Dahlke**
**Remo Rittiner**

2. Auflage

Paperback, 208 Seiten, 400 Fotos, ISBN 978-3-86616-149-8

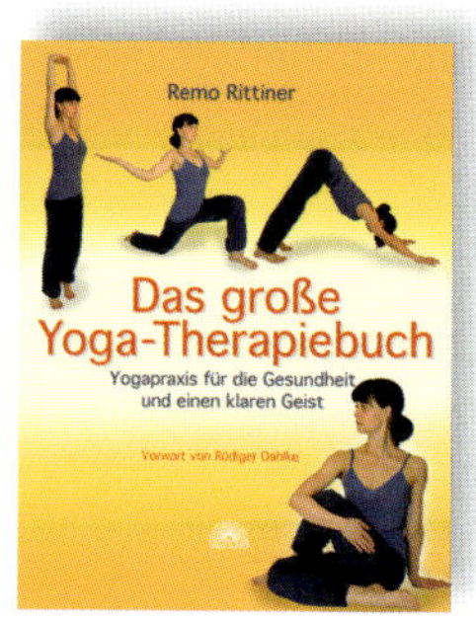


Das Buch basiert auf den Grundprinzipien der Yogatradition des Yogameisters T. Krishnamacharya und seines Schülers A.G. Mohan sowie auf den neuesten Erkenntnissen der westlichen Anatomielehre. Es ist klar und verständlich geschrieben und eignet sich sowohl für AnfängerInnen als auch für fortgeschrittene Yogaübende, die sich für das große Heilungspotential der Yogatherapie interessieren. Remo Rittiner hat seine langjährige Erfahrung mit zahlreichen Menschen, die regelmäßig unter seiner Anleitung Yoga praktizieren, in dieses Buch einfließen lassen.

## Hand und Fuß – Quellen der Heilung

**Eine völlig neuartige Reflexzonen-Massage**
**Friedrich Butzbach**

2. Auflage

Paperback, 192 Seiten, 70 Grafiken und Zeichnungen, ISBN 978-3-86616-138-2

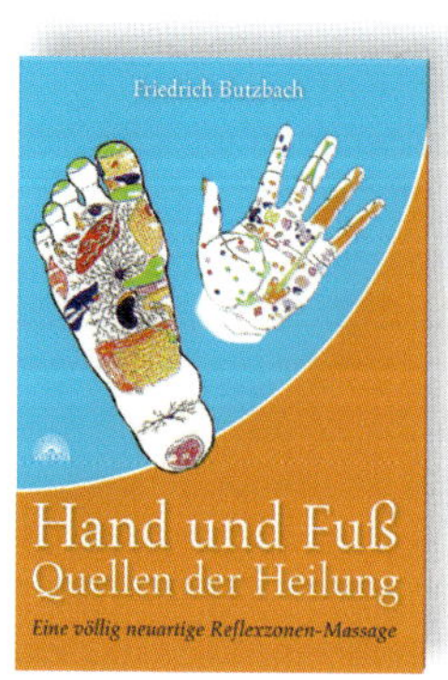


In einer über dreißigjährigen Praxis erwuchsen dem Autor neue Erkenntnisse der Fußreflexzonenmassage, besonders an den großen Zehen. Er fand hier über 40 Reflexpunkte der Hirnreflexe, über die schnellere und intensivere Reaktionen ablaufen. Dazu kommen noch rund 20 neu gefundene Reflexpunkte, die zum Beispiel den Augeninnendruck, Herpes und Gürtelrose, hohen Blutdruck, Herzbeschwerden, Asthma oder Zahnschmerzen sehr schnell und effektiv positiv beeinflussen. Die Massage eines von ihm gefundenen Reflexpunkts kann selbst sehr alte Schockerlebnisse aus dem Unterbewusstsein in das Bewusstsein bringen und die dadurch entstandenen Belastungen und Blockaden abbauen. Genaue Beschreibungen und viele Skizzen und Schaubilder machen nicht nur die Lokalisierung der Reflexpunkte und die Art der jeweils erforderlichen Massage klar, sondern sind vom Autor auch ausdrücklich als Möglichkeit zur Selbsthilfe für sich und vor allem zur Anwendung bei Kindern gedacht.

## Vom Übergewicht zum Gleichgewicht

**Wie ich auf der Suche nach der Wahrheit 50 kg abnahm**

**Theresa Weißkircher**

Paperback, 232 Seiten, ISBN 978-3-86616-144-3

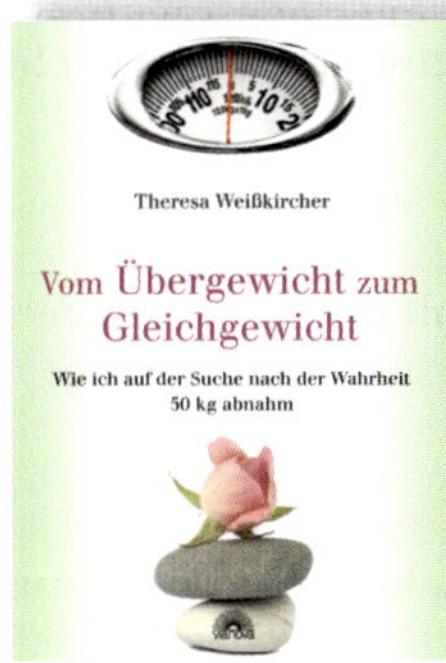


Die Autorin Theresa Weißkircher beschreibt und erörtert in diesem Buch eigene Erfahrungen mit ihrem übergewichtigen Körper, ihre Auseinandersetzung mit sich selbst und ihren Lebensbedingungen, ihre Suche nach ihrem innersten Wesen, dem Urgrund des Seins. Indem sie sich von ihrer inneren Stimme, ihrer Intuition führen lässt, gelingt es ihr, in ein paar Monaten 50 kg abzunehmen, ihr seelisches und körperliches Gleichgewicht wiederzufinden und sich in Liebe und mit Freude dankbar anzunehmen. Ihr Erfolg macht allen Mut, die unter Gewichtsproblemen, besonders Übergewicht, leiden, ihr äußeres Erscheinungsbild in Einklang mit ihrem inneren Wesen zu bringen.

## Naturheilkunde für jeden

**Ein Wegweiser für eine bessere Gesundheit**

**Dr. med. Jürgen Freiherr von Rosen**

Hardcover, 128 Seiten, ISBN 978-3-86616-166-5

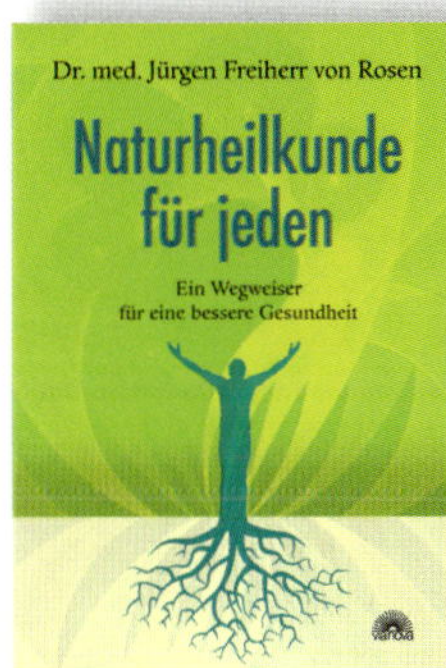


Ein praktischer und auch für den Laien gut verständlicher Leitfaden über die Vorteile und Anwendungsmöglichkeiten der Naturheilkunde mit vielen Tipps zur Gesundheitsvorsorge. Dem Thema Krebs ist ein eigenes Kapitel gewidmet. Im Register der häufigsten Krankheiten werden typische Symptome beschrieben und – soweit möglich – Empfehlungen für naturheilkundliche Therapien ausgesprochen. Das Buch zeigt auf, dass jeder ganz einfach Gesundheitsvorsorge betreiben kann - durch eine Lebensführung im Einklang mit der Natur. Ein aufschlussreicher Ratgeber für alle, die auf natürliche Weise gesund bleiben oder werden wollen!

## Burnout: Aus der Erschöpfung in die Kraft

**Hanspeter Ruch**

Taschenbuch, 160 Seiten, ISBN 978-3-86616-178-8

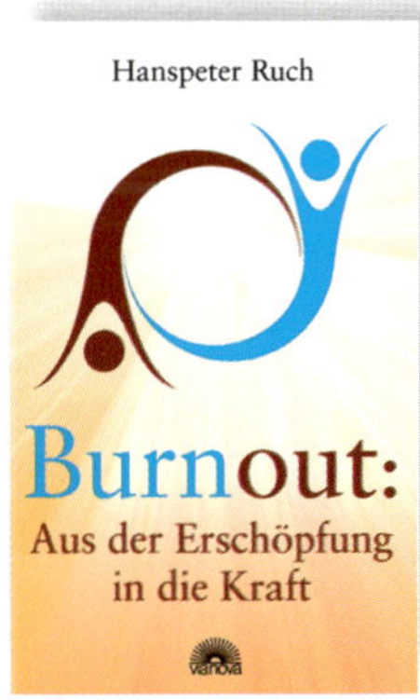


Burnout ist primär ein energetisches Problem, das sich schleichend entwickelt. Ursachen sind Stress, chronische Überlastung, Mangel an Erholung und an Ausgeglichenheit. Um ein Burnout zu bewältigen, muss man sein Leben neu ausrichten. Anhand von Fallbeispielen und Übungen wird aufgezeigt, wie Betroffene mit der Krise umgehen können. Eine Checkliste der Burnout-Anzeichen dient als Orientierungshilfe. Der Antistress-Lebensplan hilft, bei Kräften zu bleiben, den Alltag besser zu bewältigen und auf seine Gesundheit zu achten.

## Wenn alle Menschen Freunde wären ...

**Dein Beitrag für eine bessere Welt**

**Chuck Spezzano**

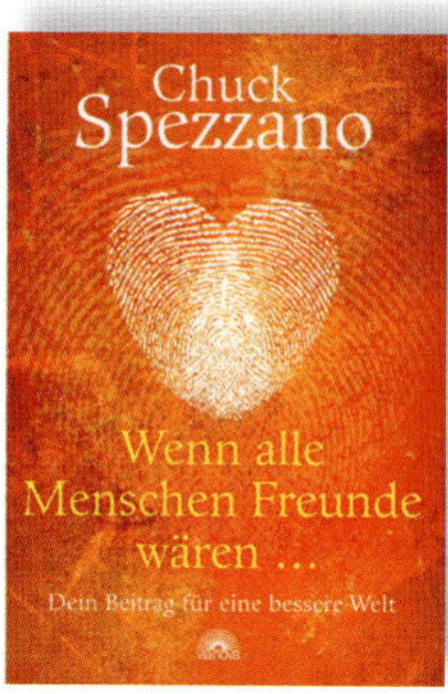


Hardcover, 192 Seiten, ISBN 978-3-86616-168-9

Die Welt von heute krankt daran, dass viele Menschen nur auf ihr eigenes Wohl bedacht sind und für ihre Mitmenschen kaum einen Blick übrig haben. Spezzano macht deutlich, dass wir die Welt verändern können, wenn wir alle Menschen als Freunde betrachten. Er zeigt Wege und Möglichkeiten auf, wie wir unseren Freunden helfen und damit nicht nur ihr Leben, sondern auch unser Leben positiv beeinflussen können. Im ersten Teil wird das Prinzip der „Freunde, die Freunden helfen" anhand zahlreicher Beispiele aus der persönlichen Erfahrung des Verfassers ausführlich erläutert. Der zweite Teil bietet eine ganze Reihe von heilenden Prinzipien und Übungen, die dem Leser zeigen, wie er sich mit anderen Menschen verbinden kann, um ihnen – und damit zugleich sich selbst und der Welt – zu helfen.

## Das Geheimnis deiner Seele

**Entdecke dein wahres Sein**

**Klaus Manfred Janko**

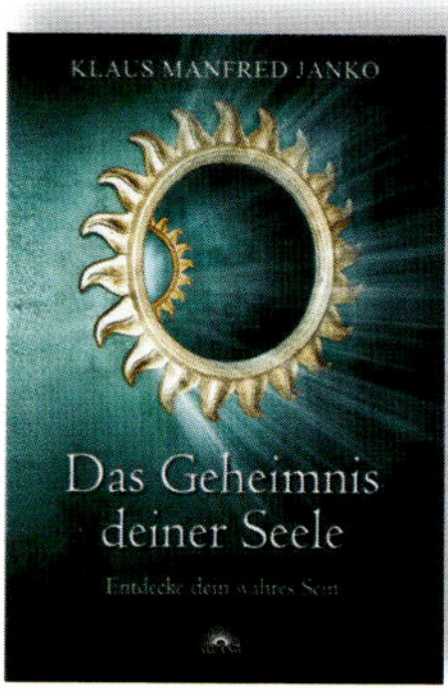


Hardcover, 192 Seiten, ISBN 978-3-86616-180-1

Die zentrale Botschaft des Buches für den Leser besteht darin, sich zu erinnern, dass er die Seele ist, die in einem Körper wohnt, nicht ein Denker, der im Gehirn seines Körpers wohnt und arbeitet. In 37 „Seelen-Kapiteln" behandelt es die wichtigsten Lebensbereiche des Menschen, wie z.B. Frieden, Liebe, Beziehungen oder Emotionen und beleuchtet sie aus den verschiedensten Blickwinkeln der Seele. Der Leser soll motiviert werden, seinen eigenen individuellen Weg zu finden, um seiner Seele immer näher zu kommen, damit er sich dem Transformationsprozess in ein höheres Bewusstsein öffnen kann.

## Das Paradies in uns

**Die eigenen schöpferischen Kräfte wecken**

**Astrid Jaritz**

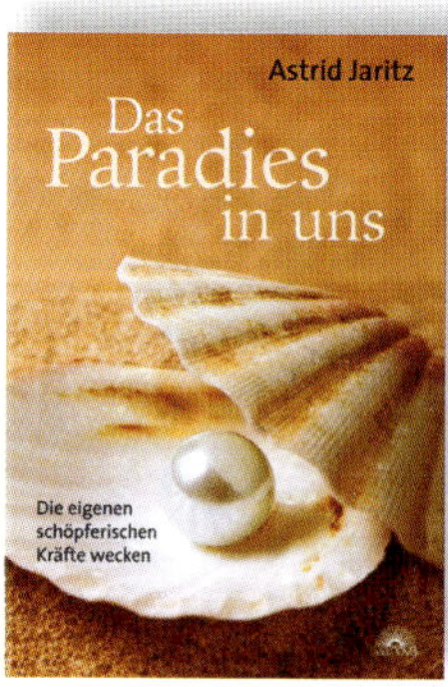


Paperback, 224 Seiten, ISBN 978-3-86616-183-2

Ausgehend vom schwierigen Lebensweg ihrer Mutter Margarete zeigt die Autorin, wie es jedem gelingt, trotz aller Hindernisse den alles entscheidenden Wandel herbeizuführen und „sein ganz persönliches Paradies" hier und jetzt zu verwirklichen. Ein inspirierendes und zutiefst transformierendes Buch von zwei Frauen mit der Erkenntnis: Jede Seele hat eine Botschaft, die uns zurück nach Hause führen soll, zurück zu unserer gottähnlichen Struktur, wo die Sehnsucht unserer Seele gestillt wird und dadurch alles möglich ist.